AF384881

Tb 9 12

T 3159.
B.

TRADUCTION

DES OEUVRES

CHIMIQUES ET PHYSIOLOGIQUES

DE

JEAN MAYOW.

PARIS. — IMPRIMERIE DE DUCESSOIS.

55 quai des Grands-Augustins. (Près le Pont-Neuf.)

TRADUCTION

DES ŒUVRES

CHIMIQUES ET PHYSIOLOGIQUES

DE

JEAN MAYOW

DOCT.-MÉD. DE LONDRES ET DE L'UNIVESITÉ D'OXFORD,

PAR

LÉOP. LEDRU

Docteur en médecine, secrétaire de la Société linéenne du Nord et membre de plusieurs académies,

ET

H. C. GAUBERT

Capitaine au corps royal du génie, ancien élève de l'École
polytechnique, membre de plusieurs sociétés
savantes et littéraires.

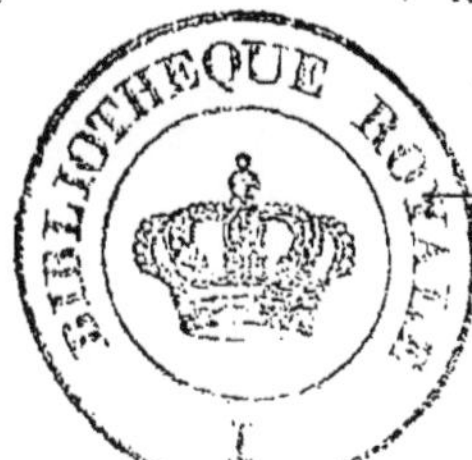

PARIS

CHEZ CARILLIAN-GOEURY ET Vᵉ DALMONT

Libraires des corps royaux des Ponts-et-Chaussées et des Mines,
quai des Augustins, 39 et 41.

1840

PRÉFACE

—

Jean Mayow, médecin anglais, naquit dans le
comté de Cornouailles, en 1645, treize ans après la
naissance de *Locke*; il exerça la médecine à *Bath*,
ville célèbre par ses eaux minérales, que *Mayow*
analysa un des premiers. Il étudia la médecine dans
la célèbre université *d'Oxford*, où il eut pour con-
disciple *Henry Cowentry*, qui devint ensuite son
protecteur, et à qui *Mayow* dédia ses œuvres dans
une épître remplie de louanges[1]. *Henry* était fils du
grand *Cowentry*, garde des sceaux sous *Charles I*er,

[1] Voyez sur *Cowentry*, sur sa famille et sur ses rapports d'amitié,
les *Memoirs de Shaftesburys*, traduits dans la Revue britannique,
numéros de juillet 1837, février 1838, et avril 1838.

le seul homme qui, au rapport des historiens, pouvait avec *lord Strafford* sauver la monarchie de *Charles*. Il était frère de la comtesse de *Shatesbury*. Ces rapprochements suffisent pour montrer que *Mayow* était un élève de l'école sensualiste d'Angleterre ; par son ami *Cowentry*, il dut être en rapport avec *Asthley Cooper*, avec *Loke*, avec *Sydenham*, etc. Il connaissait intimement *Boyle*, qui était le physicien de cette école comme *Mayow* en fut le chimiste ; en un mot, si on doit regarder *Mayow* comme le père de la chimie moderne, ce qui ne fait point doute pour nous, il faut reconnaître que nous devons ce grand homme et cette belle science aux préceptes de *Bacon* et de *Hobbes*, que *Boyle*, un des chefs, et que toute l'école sensualiste d'Angleterre méditaient constamment.

Il semble que dans cette réunion de grands hommes on se soit d'un commun accord distribué les rôles, et partagé les différentes branches des sciences humaines, auxquelles il s'agissait d'appliquer les grands principes de *Bacon* leur maître. *Locke* était le métaphysicien, *Boyle* et *Newton*[1] furent les

[1] Voyez, comme preuves de cette opinion, *Dugald Stewart*, *Éléments de la philosophie de l'esprit humain*, traduit par *Prevost*, tome 1, *page* 84, *et tome* 2, *page* 77, *et passim*.

Cousultez aussi sur le même sujet **M.** *Biot*, article *Descartes*, dans la Biographie universelle : « A l'égard de la philosophie considérée, » comme méthode générale d'invention et de recherche, *Newton* ap-

physiciens, *Moyow* le chimiste, *Sydenham* le médecin, etc.

Mayow mourut en 1679; il avait fait imprimer
en 1674, à *Oxford*, un volume in-8° qui portait le
titre: *Tractatus quinque medico physici*. Les traités
renfermés dans ce recueil sont : 1° *de sal nitro*; 2° *de
respiratione*; 3° *de respiratione fœtus in utero*; 4° *de
motu musculari et spiritibus animalibus*; 5° *de ra-
chitide*.

Après la mort de *Mayow*, il parut à La Haye une
seconde édition des œuvres de ce médecin; elle
porte la date de 1681.

Cette édition est beaucoup plus importante que
celle d'Oxford. En voici la raison : *Mayow* nous
apprend dans le premier chapitre, à la page seizième
de cette traduction, que lorsqu'il fit imprimer
son livre pour la première fois, il ne connaissait
point les expériences de *Boyle* sur le vide, qui
durent singulièrement modifier ses idées chimiques.

Telle est peut-être la cause de l'appréciation

» partient évidemment à la grande école de *Bacon*. » *Biographie
universelle, tome 11, page 151*.

Malheureusement cette idée, très-vraie et incontestable, a été com-
battue par le même auteur à l'article *Galilée, Biographie universelle,
tome 16, page 329*.

inexacte que l'on a faite des travaux de cet auteur. Tous les chimistes ou physiologistes qui ont cité *Mayow*, l'ont fait d'après la première édition ; M. Thompson, qui semble avoir étudié ses œuvres avec soin, ne paraît pas se douter qu'il existe une édition postérieure à celle d'Oxford.

La Bibliothèque royale ne possède qu'un exemplaire incomplet de la première édition[1].

Quoique *Lavoisier* n'ait jamais cité *Mayow*, et qu'il n'en aie pas même fait mention dans son *Histoire de la chimie*, où il a donné une place à des hommes bien plus obscurs, ou dont les théories ne furent que des erreurs, nous avons acquis la certitude qu'il *existait un exemplaire de la seconde édition dans sa bibliothèque.*

Il est difficile, en outre, de se persuader que Lavoisier n'a point eu connaissance des travaux de *Mayow*. Le docteur *Beddoës*, qui professait la chimie à Oxford, avait essayé en 1790 de relever la réputation de *Mayow* comme chimiste[2]. Or, *Beddoës*

---

[1] L'exemplaire de la Bibliothèque royale de Paris est connu au catalogue sous le signe *T.*, 3158. Le permis d'imprimer du vice-chancelier d'*Oxford* est du 17 juillet 1673 ; l'impression porte la date de 1674.

Si l'exemplaire de la seconde édition que nous possédons est aussi rare que nous le pensons, nous nous ferons un plaisir de l'offrir à l'Académie des sciences.

[2] *Expériences et opinions chimiques*, 1790, in-8°.

était venu en France en 1787, avait séjourné à Dijon, s'était mis en rapport avec *Guyton de Morveau*, et ensuite à Paris avec *Lavoisier*, directement, et par un commerce de lettres. Lavoisier a donc dû, par cette voie, connaître les doctrines de *Mayow*. Quelle fut la cause de son silence? Nous laisons au lecteur le soin de l'apprécier.

Au reste, comme dit *Mayow*, la vérité saura se défendre elle-même : *Veritas ipsa se defendet*. Déjà elle s'est fait jour en Allemagne et en Italie. Des savants de ce pays ne regardent plus la chimie de Lavoisier comme nouvellement inventée, mais comme renouvelée; outre, en effet, l'ouvrage que *S. J. A. Scherer* a publié en allemand avec ce titre : *Preuves que Jean Mayow a posé depuis cent ans les bases de la chimie antiphlogistique et physiologique*, *Vienne*, on lit dans le premier volume de la médecine de *Josep Franck*, ce passage : « *Baumes, J.* » *Rollo, Reich, Ackermann,* crurent trouver une voie » plus sûre pour l'étude de la médecine, dans les » principes de la *chimie renouvelée par Lavoisier,* » *Fourcroy* et quelques autres. »

Nous n'avons pas cru nécessaire de reproduire les planches de l'original, convaincus que le lecteur non étranger aux connaissances physiques et chimiques, y suppléera sans difficulté.

Les œuvres chimiques et physiologiques de

Mayow doivent faire nécessairement partie de la bibliothèque du chimiste dont M. *Longchamps* a déjà publié un volume, et c'est l'impossibilité où il se trouvait de donner une traduction de la seconde édition originale, dont aucun exemplaire ne se trouvait à *Paris*, qui nous a engagé à entreprendre ce travail.

ÉPITRE DÉDICATOIRE

A L'ILLUSTRE

HENRY COVENTRY,

Premier secrétaire d'état et des conseils secrets du prince sérénissime
Charles II, roi de la Grande-Bretagne, de France et d'Irlande.

Je n'inscris point votre nom, grand homme,
la tête de ces traités, afin de les mettre sous votre
protection, et vous charger de leur défense ; la
vérité se défendra elle-même, et si, pour le mal-
heur du genre humain, il se glissait dans nos ecrits
quelques erreurs, je ne dois point leur chercher de
défenseur, moi qui serais le premier à les combat-
tre ; mais j'ai voulu qu'il en fût ainsi, à cause de
votre bienveillance signalée à mon égard, de sorte
que ce livre, quel qu'il soit, s'offrît comme un monument de vos bontés, et que, lorsque vos vertus

I

évidentes pour tous, et vos services publics envers
la patrie sont célébrés dans nos annales, je puisse
aussi moi, pour ce qui m'est particulier, et pour
ce qui me touche, faire ouvertement votre éloge.
·· Car c'est principalement sous vos auspices, et
aidé de votre recommandation, que, tout jeune encore et d'âge et d'étude, j'ai été admis dans le
plus célèbre de tous les colléges, où vous-même
avez grandi, et dont vous êtes encore et la gloire
et l'ornement. De sorte que, si j'ai été utile aux lettres, à vous seul sont dus non-seulement les premiers, mais encore tous les fruits. — A la vérité
je crains que, sous cette forme vaine de ma reconnaissance, je ne vous paraisse importun, en détour-
nant vos pensées et votre esprit des graves sollici-
tudes pour lesquelles vous êtes né, et en leur offrant
des études différentes des affaires civiles. Mais imbu,
comme vous l'êtes, de tous les genres de littéra-
ture, vous vous plaisez sans doute, à l'instar du
consul romain, à quitter la république pour l'académie, et au sortir du sénat, vous aimez à entendre
dissecter les philosophes à Tusculanum; car,
au milieu des charges les plus difficiles de la république, après des légations honorables et des
voyages chez les nations étrangères de toute la
terre, vous descendrez enfin avec plaisir en vous-
même : vous comparerez l'économie animale au
régime politique, et, après avoir vu les conseils

assemblés des princes, vous tournerez vos recherches vers les mystères de la nature. Vous serez
alors initié non-seulement aux secrets du roi, mais
même à ceux de la philosophie. Et certes; soit
qu'il vous plaise de parcourir les causes multiples
et cachées des choses, *soit que votre esprit vous porte
à pénétrer dans les profondeurs de votre poitrine, et à
voir par quel souffle ou par quel combustible et quel
flambeau s'allume et s'alimente le foyer éternel de la vie :*
vous trouverez, si je ne me trompe, dans les divers
traités de cet opuscule, matière à remplir au moins
des heures perdues par une méditation qui ne sera
ni inutile ni désagréable.

Ainsi, dans le traité de la respiration toute la
machine du thorax est divisée en parties distinc-
tes, et la plupart des effets qui se rapportent à ces
mêmes parties, trouvent leur raison déduite d'expériences anatomiques, et tout ce que j'ai écrit sur
le nitre *s'applique dans son étendue presque à la nature
entière.* Par là, sont expliquées les choses les plus
abstruses, qu'a à peine touchées la tourbe innombrable des écrivains; et, quoiqu'une partie de la
matière que je traite ait été étudiée çà et là, par
quelques auteurs, ils ne la laissèrent cependant pas
moins obscure : semblable à la voie publique fou-
lée aux pieds par tant de passants, et couverte de
poussière et de ténèbres. Si cependant quelque
lueur ou un faible crépuscule a brillé dans mes

écrits, et si la vérité cachée jusqu'aujourd'hui, jaillit au grand jour, c'est à vous, homme illustre, que j'offre de bon cœur tous les services que j'aurai rendus, comme à celui à qui je dois cet hommage, écoutant moins encore la voix de la reconnaissance que mes propres sentiments.

De votre Grandeur,

l'admirateur zélé,

Jean MAYOW.

CHAPITRE I.

DU SEL NITRE ET DE L'ESPRIT NITRO-AÉRIEN.

—————

1° L'air qui est répandu autour de nous, qui par sa ténuité échappe à la vue, et paraît être le vide même, cet air est manifestement imprégné d'un sel universel de nature nitro-saline, *c'est l'esprit vital igné et souverainement fermentescible.* Je rendrai cela manifeste dans les pages suivantes, du moins je le crois ainsi. Mais, afin de faire mieux comprendre ce que je dirai sur ce sel nitro-aérien, je crois devoir faire précéder l'histoire du nitre. *L'air est imprégné d'un se universel.*

2° Je n'ignore pas qu'il existe déjà de nombreux traités sur le nitre ; à peine se trouve-t-il un auteur parmi les anciens qui n'ait écrit quelque chose sur ce sujet, comme s'il était marqué dans les destin que ce sel admirable ne ferait pas moins de bruit dans la philosophie que dans la guerre, et qu'il dût remplir le monde de ses clameurs. Cependant, c'est ainsi que la vérité semble entièrement écrasée sous la multitude des écrivains, e *La nature du nitre est difficile a déterminer.*

jusqu'aujourd'hui le nitre est resté caché dans les ténèbres. Je vais donc développer mes conceptions sur cette matière obscure, et selon ma méthode, j'examinerai brièvement les principes qui constituent le nitre, puis la source d'où il tire son origine.

Le nitre est formé d'un alcali et d'un acide.

3° Quant aux principes qui constituent le nitre, ce corps paraît composé *d'un acide fortement igné, et en outre, d'un alcali ou d'un sel volatil franchement salé, jouant le rôle d'un alcali* [1]. Cela se démontre non-seulement par *l'analyse*, mais encore par la *synthèse*. Quant au *soufre*,

Il n'y a point de soufre dans le nitre.

que l'on croit vulgairement faire partie du nitre, notre opinion est que, jamais le soufre combustible n'est entré dans la composition du nitre, et je le démontrerai, quoique le nitre jeté sur le feu brûle en déflagrant assez vivement.

L'analyse du nitre confirme l'existence des principes indiqués.

4° *Si l'analyse* du nitre se fait par distillation, l'acide passera dans le récipient, le nitre fixé restera dans la cornue, très-semblable à un alcali. Mais si sur du nitre liquéfié par le feu dans une cornue, vous jetez de temps en temps du soufre, jusqu'à ce que le nitre ne fasse plus déflagration, vous trouverez dans le fond du vase une matière nommée improprement nitre fixé, puisque vous n'avez qu'un des principes du nitre, c'est le sel qui est fixe, l'autre principe, c'est-à-dire l'acide, s'est échappé dans l'air pendant la combustion; et si l'expérience se fait dans une cornue tubulée adaptée à un récipient, ou sous une cloche, cet acide pourra être recueilli.

5° Enfin, si le nitre et le tartre mêlés à parties égales, sont enflammés par un fer ou un charbon en feu, vous

---

1 Mayow confond ici plusieurs nitrates tels que les nitrates de potasse et les nitrates d'ammoniac ou de soude.

(Note du traducteur.)

trouverez après la déflagration un sel fixe égal en poids à
la quantité entière du tartre employé; or, une partie au
moins de ce résidu procède du nitre, et s'appelle improprement sel de tartre, car, puisque ce sel fixe égale eu
poids toute la quantité du tartre employé, et que le tartre n'est point formé uniquement de sel fixe, mais contient beaucoup d'esprit et une huile fétide qui sont
absorbés par la combustion, il s'ensuit qu'une partie
quelconque du sel résidu appartient au nitre employé.

6° Si nous étudions maintenant la *génération* du nitre, *La synthèse dé-montre que ces mêmes principe. forment le nitre*
nous retrouvons encore ces mêmes principes constituants;
car si l'acide du nitre est versé sur quelque sel alcali, ou
jouant le rôle d'un alcali, par exemple sur un sel volatil
franchement salé [1], le sel nitre naîtra de la lutte mutuelle
de ces deux substances qui entreront en combinaison en
développant une chaleur remarquable; ce sel, jeté sur des
charbons ardents, déflagrera vivement. Ainsi il paraît que
le nitre est fait pour le combat et les querelles intestines,
car il naît au milieu de la lutte mutuelle des principes
contraires qui le constituent, et de leur inimitié.

7° Tels sont les principes du nitre; il nous reste main- *Comment le ni-tre naît dans la terre.*
tenant à rechercher comment le sel nitre se produit dans
la terre; on extrait copieusement le nitre de tout sol imprégné par l'air et par l'influence des astres, mais il
abonde surtout là où on trouve du soufre, du sel fixé ou
volatil, dans les écuries par exemple . les colombiers et
les boucheries; il pourrait donc s'appeler, à juste titre,
sel de terre, d'après son origine.

Quant au mode, selon lequel le nitre naît dans la terre, *L'air est utile pour la forma-tion du nitre.*
voici quelle est l'opinion la plus généralement adoptée:
la terre, comme sa matrice propre, attire l'acide nitreux

[1] Probablement le carbonate d'ammoniac.

(Note du traducteur.)

de l'air, par la force attractive qui lui est essentielle. On ne peut douter en effet que l'air soit d'une grande efficacité dans la génération du nitre, car ce sel ne peut être extrait que d'un sol imprégné par l'air, et si une terre dont tout le nitre a été dissous en la lessivant, est exposée à l'air, cette même terre contiendra encore abondamment du nitre, après quelque temps.

8. Au reste, toutes les parties du nitre ne viennent pas de l'air, mais c'est seulement la partie volatile et subtile qui en vient; quant à l'autre partie, elle prend sa source dans la terre. Et dans le nitre que l'on retire en lessivant la terre, le sel fixe n'est pas la partie la moins abondante. C'est cette partie que le feu le plus violent ne parvient pas à sublimer dans la distillation du nitre il n'y a que l'acide du nitre qui s'élève, le sel fixe reste dans la retorte, et il ne faut pas dire qu'il y a un nitre aérien d'une nature plus volatile que le nitre vulgaire, car si une terre ayant été lessivée, a donné un sel nitreux quelconque, est exposée de nouveau à l'air, le sel nitre naîtra de nouveau dans cette terre après quelque temps; et ce nitre ne sera pas entièrement volatil, mais une partie sera fixe, et ne différera pas de l'alcali du nitre commun. Ainsi, si ce nitre procédait entièrement de l'air, il s'ensuivrait que le nitre commun et de la nature la plus fixe existerait entièrement dans l'air; ce que l'on ne peut croire en considérant l'extrême ténuité de l'atmosphère qui nous entoure. Dira-t-on enfin que ce nitre, mêlé à l'air, est volatil dans ce mélange, mais qu'en passant à la terre il devient fixe? mais je demanderai alors à mon tour comment cela peut se faire autrement qu'en joignant à ce nitre volatil de l'air un corps fixe pris à la terre? Et pour finir ce raisonnement, cela ne se résume-t-il pas à dire que la partie volatile du nitre vient

de l'air, et que sa partie la plus fixe prend sa source dans la terre.

9. Nous ajouterons que si le nitre existait dans l'air, tel qu'on le retire de la terre, ce nitre de l'air quel qu'il soit, se mêlant à la flamme des corps en combustion (car le feu est alimenté par un combustible aérien), toute flamme, même la moins vive comme celle d'une lampe, formerait des détonations, à cause des particules nitreuses qui se trouveraient mêlées à l'air brûlé; ce qui cependant n'a pas lieu; ainsi il faut conclure que le nitre tire son origine en partie de l'air, en partie aussi de la terre. Ce fait deviendra évident par les déductions suivantes. *Le nitre procède en partie de la terre, en partie de l'air.*

10. Nous examinerons donc prochainement quelle est la partie du nitre fournie par la terre, et quelle est celle qui est fournie par l'air; je pense que le sel fixe ou l'alcali, qui est une des parties du nitre, vient de la terre, puisque, par sa nature tout à fait fixe, il ne peut se trouver dans l'air raréfié comme il est : ce que j'ai démontré plus haut. Enfin le nitre se retire plus abondamment d'une terre imprégnée de sel fixe ou volatil : telle qu'est la terre des écuries, ou de celle qui contient de la chaux vive, ou des cendres, plutôt que de toute autre terre, il suffit que ces terres calcaires aient été, pendant quelque temps, exposées à l'influence de l'esprit de nitre aérien; ces terres sont alors converties en nitre, comme je l'exposerai plus bas. Enfin il est vraisemblable que les cendres, la chaux vive et les corps du même genre, ne fertilisent le sol que par la présence de l'alcali ou sel fixe qui se forme d'elles, et c'est le même sel fixe qui sert à la formation du nitre, comme je le montrerai plus bas. *L'alcali, ou le sel fixe du nitre, naît de la terre.*

CHAPITRE II.

DE LA PARTIE AÉRIENNE ET IGNÉE DE L'ESPRIT DE NITRE.

On démontre que l'esprit de nitre est un corps composé, qu'une de ses parties vient de l'air, et l'autre de la terre.

I.

De la partie aérienne de l'esprit de nitre.

D'où vient l'esprit de nitre.

11. J'ai traité dans le chapitre précédent des principes qui constituent le nitre en général ; et j'ai spécialement étudié la partie fixe du nitre, je veux dire l'*alcali*. Voyons maintenant d'où provient l'autre principe du nitre, je veux dire l'*acide*.

J'ai été quelque temps dans le doute sur cette question : l'esprit de nitre extrêmement divisé résidait-il dans l'air ambiant qui pénètre à travers tous les corps par sa nature subtile ? — Et ce même acide, par inimitié, ou plutôt par quelque affinité conjugale, s'attaquait-il aussitôt à tout alcali, sel fixe ou volatil, qu'il rencontrait dans sa course ; et ces deux corps joints l'un à l'autre d'une manière étroite, étaient-ils transmutés en apparence, en un troisième corps, en nitre vulgaire ? Certes les arguments qui peuvent être apportés à l'appui de cette hypothèse ne sont pas à mépriser, car on ne peut concevoir d'où l'acide du nitre proviendrait, s'il ne venait de l'air; *car jamais le sel de nitre n'est engendré dans une terre qui contient un acide.*

Il faut encore observer que les sels soit fixes soit volatils, comme les vitriols par exemple, même calcinés jusqu'à l'expulsion totale de leur acide, contractent une certaine acidité, après qu'ils ont été exposés quelque temps à l'air, et même quelquefois deviennent nitreux. Ainsi la limaille de fer exposée à l'air humide, est corrodée comme par les liqueurs acides; elle est convertie en safran de mars apéritif : *on voit par là qu'un esprit acide et nitreux* réside dans l'air.

12. Cependant en réfléchissant sérieusement à ce fait, l'acide du nitre me parut trop pesant et trop fixe pour pouvoir se répandre tout entier dans l'air, qui est si tenu; en outre, le sel nitro-aérien quel qu'il soit, fournit un aliment à la combustion des corps, puis encore passe à l'aide de la respiration, dans le sang des animaux, comme je le montrerai plus bas. Tandis que l'acide du nitre est humide et souverainement corrosif, il est plus propre à éteindre la flamme et la vie des animaux qu'à soutenir l'une et l'autre.

L'esprit de nitre ne provient pas entièrement de l'air.

Mais quoique l'esprit de nitre ne procède pas entièrement de l'air, il est cependant à croire que quelque partie de ce même acide trouve sa source dans l'air; car, puisqu'une partie du nitre est tirée de l'air, comme je l'ai démontré plus haut, et que l'alcali ou sel fixe, dont le nitre est composé en partie, vient de la terre, il est nécessaire que l'autre partie du nitre, je veux parler de son acide, trouve son origine, *du moins quant à un de ses principes, dans l'air.* — Mais afin de faire mieux comprendre l'origine de cette partie aérienne de l'acide du

L'acide du nitre procède de l'air par une de ses parties.

nitre [1], je dois faire précéder en peu de mots les considérations qui vont suivre.

13. Il faut d'abord me faire cette concession : quelque chose d'aérien, quel qu'il soit , est nécessaire pour entretenir toute flamme ; c'est un fait que les expériences de *Boyle* ont mis hors de doute. Voici ces expériences : une bougie allumée s'éteint beaucoup plus tôt sous une cloche de verre privée d'air , que sous cette même cloche remplie d'air ; indice manifeste que la flamme renfermée sous le verre ne meurt pas, suffoquée par sa propre fumée , comme plusieurs personnes l'ont cru , mais elle meurt parce qu'elle est privée de sa nourriture aérienne ; car , sous la cloche vide existe plus d'espace pour loger la fumée , qu'il ne s'en trouve dans la cloche remplie d'air : la bougie devrait donc s'éteindre plus vite sous cette dernière que sous l'autre , si son extinction tenait à la présence de la fumée.

En outre , une certaine substance reste sous la cloche dont on a épuisé l'air. Cette substance ne peut être enflammée ni par le charbon en ignition, ni par le fer rougi au feu, ni par les rayons du soleil rassemblés à l'aide d'un miroir ardent ; de sorte qu'il est certain déjà que quelques particules aériennes sont indispensables pour exciter le feu , et selon mon opinion, ce sont ces particules qui jouent le rôle principal dans l'entretien du feu.

Mais ne pensez pas que cet aliment ignéo-aérien soit l'air lui-même ; et croyez plutôt que c'est seulement sa partie la plus active et la plus subtile ; car une bougie renfermée sous une cloche meurt, lorsque cependant la quantité de gaz que la cloche contient est encore assez grande ; et il ne faut pas croire non plus que les parti-

---

[1] Oxygène de Lavoisier. (*Note du traducteur.*)

cules d'air qui étaient renfermées sous la cloche ont
été annihilées par la déflagration de la bougie ou dis-
sipées ; car ces particules ne peuvent traverser le verre.
Enfin , il n'est pas non plus probable que ces particules ignéo-aériennes soient un nitre parfait, comme le vulgaire le pense ; car j'ai montré plus haut que
le nitre tout entier ne réside point dans l'air , mais
qu'on trouve dans l'air une des parties qui constituent
ce sel.

14. En second lieu , permettez-moi de penser que les
particules ignéo-aériennes qui sont nécessaires pour le
soutien de toute flamme, sont des parties constituantes
du sel de nitre , et forment même la partie la plus active
de ce sel. Remarquez en effet, que le nitre mêlé au
soufre brûle assez promptement sous une cloche vide
d'air, de même que sous l'eau : comme le prouve l'expérience suivante : « Si de la poudre à canon réduite par la
» trituration à une grande finesse, est formée en masse
» compacte à l'aide d'un peu d'eau, si de ce mélange on
» emplit un tube fermé par une de ses extrémités , et
» que l'on augmente encore la densité de cette masse
» en la pressant fortement dans le tube avec un piston ,
» et si on met le feu à cette poudre à canon par l'extré-
» mité ouverte du tube que l'on plongera et que l'on re-
» tiendra sous l'eau en renversant le tube ; la poudre
» dans cette position brûlera sous les eaux jusqu'à sa
» consomption totale ; bien plus , cette poudre, dispo-
» sée comme je l'ai dit, brûlera sous une cloche privée
» d'air, lorsque cependant les autres feux s'éteindront
» rapidement dans le même lieu , privés qu'ils seront de
» l'aliment de l'air, » preuve manifeste que le nitre contient en soi des particules igneo-aériennes, indispensables
à l'entretien de la flamme, de sorte que, pour sa combus-

tion propre, il n'a pas besoin que des particules ignées lui soient fournies par l'air.

La flamme du nitre en combustion est due aux particules igneo-aériennes que le nitre contient.

15. Il est clair en outre, que des particules ignéo-aériennes existent dans le nitre, car la flamme qui s'élève du nitre en combustion est alimentée par les particules aériennes qui sont nées avec lui, et qui s'échappent pendant sa combustion, laquelle n'est point entretenue par les molécules soufrées que le nitre contiendrait; car il est vraisemblable que le nitre ne renferme point de soufre. Je ne puis être de l'avis du célèbre *docteur Willis*, qui dans son traité de la fermentation établit : *que le soufre se trouve abondamment dans le nitre.* Voici quelles sont ses preuves principales : que le nitre s'enflamme promptement, et qu'il naît dans les lieux où existent surtout des excréments sulfureux des animaux ; mais j'oserai penser contre l'avis d'un si grand homme, que le nitre parfaitement pur n'a jamais été imprégné de particules sulfureuses; car ni dans l'acide rectifié du nitre, ni dans le sel alcali pur, on ne peut trouver une parcelle de soufre combustible; et cependant de ces deux substances combinées se forme le nitre; quant à la combustion du

Il n'y a point de soufre dans le nitre.

nitre formé ainsi de toutes pièces, elle ne tient pas aux particules sulfureuses qu'il ne contient pas; mais il faut croire que cette combustion est l'effet des particules igneo-aériennes qu'il renferme.

Pour l'entretien de la flamme il faut des particules sulfureuses ou combustibles, et igneo-aériennes.

16. Remarquez que pour l'entretien de toute flamme il faut non-seulement la présence de parties sulfureuses ou combustibles, mais il faut en outre celle des particules igneo-aériennes comme je l'ai déjà montré.

Pour l'inflammation de toute matière sulfureuse ou combustible, il est indispensable que des particules igneo-aériennes soient fournies ou par l'air ou par le nitre. De là vient que le soufre ne s'enflammera point dans le vide si on ne lui mêle du nitre. **Au** contraire pour l'inflammation du nitre, il n'est point nécessaire que des particules igneo-aériennes soient suggérées par l'air; car le nitre brûle assez promptement dans des lieux dont l'air est exclu. Et cependant pour opérer sa combustion, il est requis nécessairement que quelque matière sulfureuse lui sera adjointe. *Car le nitre projeté dans une cornue chauffée ne prendra point feu*, à moins qu'une matière sulfureuse quelconque ou combustible ait été jetée antérieurement dans la cornue; dans ce cas le nitre projété en second lieu s'enflammera bientôt.

Enfin le nitre ne peut être brûlé par une bougie enflammée, ou par les rayons solaires si antérieurement il n'a été mêlé au soufre. Et cependant ce même nitre jeté sur un brasier ardent s'enflammera facilement; cela a lieu parce que les particules sulfureuses du charbon soutiennent la combustion du sel, d'où certainement on peut conclure que le nitre ne contient point de particules sulfureuses, et voilà pourquoi il est nécessaire que des particules sulfureuses lui soient fournies du dehors pour effectuer sa combustion. D'où il suit, que le nitre fournit dans la flamme qu'il fait naître, non point des particules sulfureuses dont il est privé, mais seulement des molécules igneo-aériennes, et de là vient encore que la flamme du nitre est si différente de celle du soufre; car la matière sulfureuse brûle à l'aide de particules igneo-aériennes que lui suggère l'air, mais le nitre au contraire brûle par les atomes igneo-aériens qui sont agglomérés abondamment dans sa substance et qui s'échappent en bataillons serrés (*agmine densissimo*).

J'examinerai plus loin s'il est vrai que le nitre naisse de préférence dans les lieux qui sont pourvus abondamment de soufre.

L'accès de l'air extérieur influe sur la combustion du nitre.

17. Depuis que j'ai donné ce traité, les expériences de *Boyle* mises au jour récemment vinrent jusqu'à moi. L'une d'elles démontre que si la poudre à canon est enflammée à l'aide d'un miroir ardent dans une cloche de verre vide d'air, la flamme ne se propage pas dans toute la masse comme dans le cas où la choche est pleine d'air, mais les grains de poudre seulement sur lesquels tombent les rayons rassemblés du soleil s'enflamment. De sorte qu'il paraîtrait que l'accès de l'air serait nécessaire aussi pour l'inflammation de la poudre. —Je réponds à cela, que la poudre à canon brûle dans un lieu privé d'air, et même sous l'eau à l'aide des molécules *ignéo-aériennes* qu'elle contient; mais que cependant l'accès de l'air extérieur aura une grande influence sur sa combustion.

Remarquons en effet, que l'air par son poids s'applique immédiatement sur les grains de la poudre, les presse fortement; aussi, si on enflamme cette poudre à l'air libre, les molécules *nitro-aériennes* de l'air ne pourront jamais faire défaut à l'entretien de la flamme, et, comme dans la poudre à canon, les molécules *ignéo-aériennes* du nitre sont mêlées intimement dans chaque grain aux molécules du soufre, et que les premières ne peuvent pas se déplacer pour aller au-devant des molécules du soufre et opérer leur combustion; on voit que l'inflammation de la poudre à canon doit bientôt s'arrêter dans le vide, parce que la série des molécules *ignéo-nitreuses* est interrompue.

Les molécules ignéo-aériennes du nitre forment la partie aérienne de ce sel.

18. D'après ce qui précède, on peut affirmer que le nitre renferme les molécules *ignéo-aériennes* indispensables à la production de toute flamme. Or comme une partie du nitre vient de l'air, et que les atomes ignés de l'air existent dans le nitre; il faut en conclure que les molécules *ignéo-aériennes* de ce sel, se trouvent dans la partie qu'il a empruntée à l'air.

Et comme la partie aérienne du nitre réside dans l'acide, et non dans l'alcali qui constitue l'autre partie de ce sel, comme nous l'avons démontré plus haut; on doit conclure que les molécules *ignéo-aériennes* du nitre, qui sont identiques à la partie de ce corps qui vient de l'air, résident dans l'acide du nitre, et en forment la partie gazeuse.

Les molécules ignéo-aériennes du nitre existent dans l'acide de ce sel et en forment la partie gazeuse.

19. Il est vraisemblable que l'acide du nitre est un corps composé, qu'une partie de ses molécules est d'une nature assez grossière; elle paraît procéder d'une matière terrestre[1], comme je tâcherai de le démontrer plus bas. — Les autres molécules, au contraire, sont subtiles, tenues, sèches, éthérées et réellement ignées. Lorsque ces dernières molécules sont enveloppées dans l'acide nitrique par les premières, elles forment un mélange liquide impropre à la combustion. Enfin il est vraisemblable que ces dernières molécules sont puisées dans l'air.

L'acide du nitre est un corps composé.

L'acide nitrique est composé d'une partie éthérée et d'une partie plus grossière.

Nous avons établi que la partie gazeuse de l'*acide nitrique* (*acidi nitrosi*) était formée de molécules *ignéo-aériennes* toujours nécessaires à l'entretien de la flamme; ainsi dans la suite nous pourrons appeler ces molécules ignées que l'on trouve aussi dans l'air, soit du nom de *molécules nitro-aériennes*, soit du nom d'*esprit nitro-aérien*.

20. C'est aux molécules *nitro-aériennes et ignées* que l'acide du nitre doit sa nature caustique; et c'est avec raison que le vulgaire appelle cet acide un feu puissant (ignis potentialis); dans le mélange du nitre avec le sou-

La causticité de l'acide du nitre provient des molécules ignéo-aériennes de cet acide.

[1] Azote.

2

fre enflammé, c'est l'acide nitreux qui entretient la flamme. Car l'alcali avec lequel l'acide est combiné n'a rien de commun dans sa nature avec la flamme, et si on fait brûler du nitre dans une cornue, on retrouve en grande partie l'alcali au fond de la cornue. Au reste je ne connais rien dans la nature qui ressemble plus au feu que l'esprit rouge du nitre [1], qui passe dans le récipient avec une couleur rutilante pendant la distillation du nitre. Cette rutilance qui ne le cède point à la flamme pour l'intensité de sa couleur, est le résultat de l'inflammation des molécules *ignéo-aériennes* de *l'acide nitreux*. Voilà pourquoi cet acide est corrosif et caustique comme la flamme.

On peut objecter ici que l'acide du nitre n'est jamais combustible, car si on le jette sur le feu il éteint la flamme, et ne la soutient pas comme fait le soufre. Je réponds à cela que les atomes *igneo-aériens* qui existent dans l'acide du nitre, sont à l'état liquide dans cet acide; et que c'est là la cause de leur incapacité pour produire la flamme; car la liquidité paraît en général contraire à la combustion. — Mais observez malgré cela que si vous versez de l'acide nitrique sur du sel de tartre [2], vous formerez le nitre de toute pièce par la combinaison de ces deux corps, et si vous jetez au feu ce sel que vous venez de former, il s'enflammera aussitôt. Or il faut en conclure que la flamme produite par la combustion de ce nitre, vient des atomes *igneo-aériens* de l'acide nitrique. Car le sel de tartre qui a servi à former l'autre partie du nitre, n'est nullement combustible, comme je le démontrerai plus loin. — Et si les molécules *igneo-aériennes* de l'a-

Gaz rutilant obtenu par la distillation du nitre.

Pourquoi l'acide du nitre ne brûle pas, quoiqu'il contienne des molécules ignées.

---

[1] Deutoxide d'azote, gaz rutilant.
[2] Tartrate de potasse.

cide nitrique combinées avec le sel fixe, deviennent propres à soutenir la flamme, la raison en est que l'acide nitrique, dans sa combinaison avec le sel fixe, se dépouille de sa fluidité, devient un corps solide, sec, dont les atomes *igneo-aériens* sont propres alors à soutenir la combustion.

CHAPITRE III.

DE LA NATURE DE L'ESPRIT NITRO-AÉRIEN ET IGNÉ.

---

21. De ce que j'ai dit précédemment, on peut déduire quelle est la nature de l'esprit nitro-aérien et igné[1]. Car puisque la partie aérienne et ignée du nitre, ou ce qui est la même chose, son esprit nitro-aérien réside dans l'acide nitrique, et forme la partie active de cet acide, il s'ensuit, que l'esprit nitro-aérien et igné[2] est d'une nature plutôt acide qu'alcaline. Remarquons cependant que ce corps[3] n'est point contraire aux alcalis, qu'il ne les neutralise point comme font les acides, mais qu'il augmente leur énergie, car les alcalis soumis au feu deviennent plus acres et plus caustiques. Enfin je pense que l'acide nitrique ne paraît être contraire aux alcalis que par rapport à sa partie terrestre et humide[4], car sa partie sèche et ignée[5] ne leur est point opposée. J'ai encore cette conviction que les acides et les alcalis ne se combattent point à outrance, comme on le croit généralement, et je le prouverai plus au long dans un autre lieu.

Le sel ignéo-aérien n'est ni acide ni alcali.

---

[1] Oxygène.
[2] Oxygène.
[3] Oxygène.
[4] Azote.
[5] Oxygène.

22. Examinons maintenant quel est le rôle que l'esprit *nitro-aérien*[1], ou ce qui est la même chose la partie aérienne du nitre joue dans la combustion.

Je ne suis point de l'avis des philosophes modernes qui pensent que la combustion peut être soutenue par toute espèce d'atomes matériels. — Jadis les péripatéticiens assignèrent une qualité distincte pour chaque opération naturelle ; ils multiplièrent ainsi les êtres sans nécessité. Les modernes au contraire demandent tous les effets naturels à une seule matière variable seulement dans sa figure, son mouvement, son repos : en conséquence ils croient que tout est dans tout, » (*et consequenter quidlibet ex quolibet fieri posse*), » que l'on peut tout faire avec tout. Mais cette nouvelle philosophie s'éloigne trop de la doctrine des anciens, et j'ai cru plus sage de prendre[2] le milieu ; je pense moi qu'il est des atomes de matière qui ne sont différents d'autres atomes que sous le rapport de la forme et de la contexture, à la vérité tellement solide de leurs parties, que les unes ne peuvent, par aucune force, naturelle être changées et devenir indentiques aux autres, et je crois encore que ce sont de tels atomes spéciaux et premiers (constituants) qui forment les *éléments*. Je conclus de là que la combustion ne peut être soutenue que par des atomes d'un genre déterminé, ce qui d'ailleurs est déjà prouvé, puisqu'il n'y a point de combustion possible sans la présence d'atomes *ignéo-aériens*.

23. Je crois qu'il n'est pas impossible de trouver du feu là où ne se trouve point de matière combustible, je citerai pour exemple les rayons du soleil qui brûlent lorsqu'on les rassemble à l'aide d'un miroir ardent ; il en est

---

[1] Oxygène.

[2] Il est évident que Mayow ne peut point prendre ici de juste milieu, et que sa théorie n'est que celle des anciens qu'il a cru modifier.

de même pour les feux célestes. Mais dans nos foyers, pour opérer la combustion, il faut toujours la présence d'un combustible et du soutien de la combustion.

Voici une expérience qui prouve ce que je viens d'avancer : si vous jetez du nitre dans un creuset rouge de feu ; le nitre se liquéfiera, mais ne s'enflammera point : mais dès que vous aurez jeté un peu d'huile dans le creuset, le nitre s'enflammera aussitôt, et vous obtiendrez le même effet avec toute autre matière combustible que vous jetterez dans le creuset, d'où il faut conclure que les atomes du feu qui pénètrent le creuset échauffé, ne sont point de nature combustible, car ces atomes enflammeraient le nitre, puique les atomes de matière combustible enflamment immédiatement ce sel, si on les projette sur lui lorsqu'il est liquéfié par la chaleur ; 2° les matières combustibles jetées dans le creuset brûlent aussi par l'aide des *atomes nitro-aériens*, car il n'y a que les *atomes nitro-aériens* qui peuvent soutenir l'ignition d'un combustible.

24. Rien n'est brillant comme les atomes *nitro-aériens* que l'on observe dans la flamme produite à l'aide d'un miroir ardent rassemblant les rayons du soleil. Cette flamme céleste paraît ne devoir son origine qu'aux *atomes nitro-aériens*[1] de l'atmosphère enflammés par la lumière ; aussi faut-il penser, d'après cette expérience, que l'antimoine calciné aux rayons du soleil devient diaphorétique, fixé, oxydé[2], comme si l'on eût versé sur lui très-souvent et à plusieurs reprises de l'acide nitrique pour le convertir en *bézoard minéral*[3] ; car il est pro-

---

[1] Oxygène de l'atmosphère.

[2] Tritoxyde de *Berzelius*, matière perlée de *Kerkringius*, deutoxide de *Proust*, acide *antimonieux*.

[3] Idem.

bable que ce sont les particules nitro-aériennes que contient cet acide, qui fixent (*oxydent*) l'antimoine et le rendent diaphorétique. De là vient encore que la flamme du nitre, qui contient beaucoup de particules nitro-aériennes, peut aussi oxyder l'antimoine et le rendre diaphorétique comme le font l'acide nitrique et les rayons du soleil. Enfin, je m'empresse d'affirmer que l'antimoine calciné aux rayons du soleil, augmente considérablement en poids, comme l'expérience le prouve, et il est impossible de dire d'où viendrait cette augmentation du poids de l'antimoine, si elle ne tenait à l'introduction des molécules *nitro-aériennes*[1] de l'atmosphère qui viennent se fixer dans le métal pendant sa calcination.

25. On croit généralement que la vertu diaphorétique de l'antimoine vient de l'absorption du soufre externe et combustible de ce métal pendant la calcination. Mais cette opinion choque la vérité, car il est assez connu que si on mêle de l'antimoine et du nitre et qu'on les jette dans un creuset rougi au feu, ces deux corps produisent une flamme très-violente; dans ce cas, le soufre de l'antimoine enflamme le nitre qui lui est mélangé; mais si vous faites détonner (*selon le langage des chimistes*) de l'antimoine avec environ le double de son poids de nitre, le nitre que vous ajouterez ensuite ne brûlera plus, parce que le soufre combustible de l'antimoine aura été entièrement consommé pendant la première détonation, et cependant l'antimoine ne sera pas encore diaphorétique, il faudra pour le fixer, ajouter du charbon ou toute autre matière combustible au creuset dans lequel l'antimoine sera liquéfié avec le nitre ajouté en dernier

---

[1] Oxygène de l'atmosphère.

lieu ; le nitre alors s'enflammera, et l'antimoine se trouvera fixé par cette flamme de longue durée : ainsi il est évident que l'oxydation de l'antimoine ne tient pas à l'absorption du soufre extérieur de ce métal ; mais elle est le résultat de l'introduction des *atomes nitro-aériens* dont abonde le nitre et qu'il cède à l'antimoine.

Comment le tartre sert à l'oxydation de l'antimoine.

On voit maintenant pourquoi *le tartre*[1] ajouté au nitre, aide beaucoup à l'oxydation de l'antimoine ; c'est parce que le tartre offre un combustible propre à soutenir lentement et complétement l'inflammation du nitre, car le tartre mêlé au nitre opère parfaitement la calcination de ce dernier sel, comme je l'ai démontré plus haut. De là vient, que, si on tient l'antimoine dans la flamme du nitre que soutient longtemps la matière combustible du tartre, l'antimoine se trouvera *oxydé* par *les atomes nitro-aériens* du nitre et deviendra *diaphorétique*. Il n'est pas non plus probable que ce soit l'alcali du sel de tartre qui procure l'oxydation de l'antimoine, car un alcali fixe tel qu'est celui du tartre, ne peut pas annihiler la force émétique de l'antimoine, sinon ce serait l'alcali du tartre et non le tartre lui-même qu'il faudrait prendre pour opérer la calcination de l'antimoine. Enfin, quant à l'oxyda-

Meilleur manière de calciner l'antimoine d'après l'avis de l'auteur.

tion de l'antimoine, nous avertissons qu'il est bon de commencer sa calcination par le nitre seul, afin que le soufre impur de l'antimoine soit brûlé et détruit par la flamme du nitre ; il faut ensuite mêler du tartre au nitre afin qu'après la destruction du soufre de l'antimoine, le reste du nitre soit enflammé et brûlé à l'aide du corps combustible qui se trouve dans le tartre, et qui achève ainsi l'oxydation (fixation) de l'antimoine[2].

[1] Tartrate de potasse.

[2] Cette manière de traiter par la voie sèche, le sulfure d'antimoine mêlé au nitre que l'on fait détonner, et au tartrate de potasse, ne donne

Il n'est pas difficile dans notre hypothèse de rendre raison de l'efficacité des grands feux lorsque l'air est chargé
de miasmes pestilentiels; c'est même le seul moyen efficace dans les maladies contagieuses. Les *atomes nitro-
aériens*[1] que les animaux puisent dans l'air par la respiration (comme je le démontrerai plus bas) arrivent de
tous côtés pour alimenter la flamme; ils se précipitent vers
le foyer avec une grande vitesse, où ils se purgent des
miasmes qu'ils entraînent dans leur course.

point un oxyde d'antimoine ou l'antimoine diaphorétique , comme le
pensait *Mayow* et les chimistes ses contemporains : mais on obtient par
cette méthode un composé dont les quatre cinquièmes sont de l'antimoine oxydé, et l'autre cinquième est de la potasse qui provient du nitrate et du tartrate de potasse employé ; et ce composé forme le fameux
*fondant de Rotrou , l'antimoine diaphorétique non lavé , l'antimo-
niate de potasse des modernes.*
[1] Oxygène.

CHAPITRE IV.

DE L'ORIGINE DES ACIDES, ET DE LA PARTIE TERRESTRE DE L'ACIDE NITRIQUE.

L'acide nitrique procède en partie de la terre

26. J'ai prouvé plus haut que l'acide nitrique était un corps composé; qu'une partie de cet acide trouvait son origine dans l'air, et que l'autre partie naissait de la terre[1]. J'ai traité d'abord de la partie qui vient de l'air; il me reste maintenant à traiter de la partie terrestre. Il est difficile de comprendre comment l'acide nitrique peut trouver un de ses principes dans la terre; car la terre ressemble plutôt à un alcali qu'à un acide; et cependant il est certain que si on expose à l'air une masse de terre, il ne faudra pas un long espace de temps pour que cette terre soit imprégnée de nitre; or l'acide qui forme un des principes du nitre trouve son origine en partie dans la terre, je l'ai démontré plus haut. Mais pour comprendre comment l'acide nitrique s'engendre dans la terre, je demande la permission d'exposer quelques idées sur l'*acide sulfurique* et sur les *autres acides*, car tous les acides ont entre eux une très-grande ressemblance, et une grande affinité de caractère les lie entre eux.

Jusqu'à présent a prévalu l'opinion que l'acide vitrio-

---

[1] C'est probablement l'azote que Mayow veut ainsi désigner.

lique existait tout formé dans la substance du soufre, que cet acide se dégageait du soufre pendant la combustion; et qu'on le recueillait sous forme d'acide sulfurique dans la cloche de verre qui recouvrait les produits de cette opération. Mais il n'est pas probable qu'un acide aussi corrosif puisse exister tout formé, dans le soufre : car le soufre a une saveur douce et non acide, et selon moi, le soufre est plutôt un alcali qu'un acide; j'en ai pour preuve sa combinaison si facile avec les alcalis fixes. Il ne faut pas dire que la combinaison des alcalis fixes avec le soufre provient de ce que, dans le soufre, existe un acide pour qui les alcalis ont une grande affinité, car si la chose se passait ainsi, il y aurait effervescence et chaleur produites dans la combinaison du soufre avec un alcali fixe, comme on l'observe dans la combinaison des acides et des alcalis. En outre, deux corps qui se repoussent, en se combinant se détruisent mutuellement, et il en résulte un troisième corps différent tout à fait des deux qui l'ont formé. Mais, lorsque l'on fait fondre à une douce chaleur un alcali fixe mêlé avec du soufre, il ne se manifeste aucune effervescence dans la combinaison de ces deux corps; ni l'un ni l'autre ne sont détruits, mais au contraire, leurs vertus augmentent en énergie, comme si elles s'unissaient par un pacte d'alliance.

Il est donc probable que l'acide sulfurique n'est point formé de toutes pièces dans le soufre, mais que cet acide se compose pendant la combustion de ce corps. Voici selon moi comment les choses se passent : le soufre contient une espèce de métal qui cristallise lorsque l'on dissout le soufre dans l'huile de térébenthine [1]; or, la

____

[1] Thompson, tome deuxième (article Térébenthine), attribue cette découverte à Guyton de Morveau; erreur assez surprenante de la part de

flamme du soufre, comme toute autre flamme, est le résultat de l'action de molécules combustibles qui se combinent avec *des atomes nitro-aériens.* Je l'ai prouvé, et
dans ce cas, ce sont ces espèces de cristaux métalliques
du soufre que je viens de signaler, qui très-divisés se
combinent pendant la combustion du soufre avec les
atomes *nitro-aériens de l'air,* et qui d'alcalis qu'ils
étaient, deviennent acides par cette combinaison, et forment cet acide énergique que l'on appelle vulgairement
esprit de soufre, acide sulfurique.

Des acides
produits de la
distillation du
bois.

27. Je n'oserais point affirmer que les acides que l'on retire des bois pesants, du gayac par exemple, et d'autres
bois du même genre, ne soient point le résultat d'une
combinaison semblable que le feu aiderait. Car le gayac,
avant sa distillation n'est point acide, il est plutôt alcalin.
La poudre et la décoction de ce bois font effervescence
avec l'acide sulfurique, et ne sont point décomposées
lorsqu'on les mélange avec un alcali. Je note encore que

De l'acide que
l'on retire du
miel et du sucre.

les acides que l'on retire par la distillation du sucre et
du miel me paraissent formés de la même manière par
l'action des molécules nitro-aériennes aidées de l'action
du feu sur ces diverses substances; car tous ces corps
végétaux ne sont point acides avant la distillation, mais
ils le deviennent par cette opération.

Comment le
caput mortuum
du vitriol exposé
à l'air s'imprè-
gne de nouveau
par un acide.

Si les atomes du soufre en se combinant à l'aide du
feu avec les atomes *nitro-aériens* de l'air, donnent naissance à un fluide acide : il en est de même lorsque ces
atomes *nitro aériens* se combinent avec les sels, mais
dans ce dernier cas, le mouvement est moins rapide, et
ce n'est qu'à la longue que les atomes salins deviennent
acides. Cet effet se montre clairement dans le vitriol (sul-

celui des chimistes modernes qui paraît avoir étudié le livre de Mayow
avec le plus de soin.

fate de fer) que l'on a calciné jusqu'à l'expulsion complète de l'acide qu'il contient : car si vous exposez pendant quélque temps ce vitriol calciné à l'air humide, vous reproduirez de nouveau dans sa substance l'acide dont vous l'aviez dépouillé. Ce sont les atomes *nitro-aériens* de l'air qui, se combinant lentement avec le colcothar, donnent lieu à un mouvement et à une effervescence obscure qui changent les atomes métalliques ou salins en un liquide. C'est la seule manière de concevoir la production de l'acide sulfurique dans le colcothar; car cet acide n'existait certainement point dans ce corps immédiatement après la calcination, et on ne peut point penser que l'air seul puisse le faire naître, comme je l'ai démontré plus haut.

28. Enfin la rouille du fer qui est une espèce d'acide, est le résultat de l'action *des atomes nitro-aériens* de l'air sur le métal; car les atomes du fer, devenus salins et fluides par l'action de l'air que j'ai signalée, corrodent et dissolvent les autres atomes de fer qui ne sont point altérés; et la rouille qui est une espèce de vitriol imparfait, résulte de cette combinaison, tout comme si on eût couvert le fer par un acide.

Cause de la rouille.

Remarquez en outre, que l'action *des atomes nitro-aériens* ne développe pas seulement des acides ou l'acidité dans les corps solides, mais qu'elle agit de même sur les corps liquides. L'acidité des liqueurs provient de ce que les sels fixes de ces liquides sont changés en acides, vraisemblablement par l'action des atomes *nitro-aériens*, car les liquides qui contiennent beaucoup de sels fixes, tels que le vin de France, la bière généreuse, deviennent acides par une longue fermentation. Or, la fermentation des liquides tient à la combinaison *des atomes nitro-aériens* contenus dans le liquide, ou qui viennent du

Comment les liquides deviennent acides.

dehors, avec les molécules salines et sulfureuses de ce
même liquide. C'est ce qui fait concevoir pourquoi les
vins, la bière forte exposés aux rayons du soleil pendant
longtemps, ou renfermés dans un lieu échauffé, se convertissent en vinaigre, car la chaleur aide la combinaison des atomes *nitro-aériens* avec les atomes de ces
liquides, et tout ce qui excite la fermentation de ces
liquides, tout ce qui agite vivement leurs molécules,
tels que la chaleur de l'atmosphère, les éclats du tonnerre, est propre à développer l'acidité des liqueurs. J'a-
joute enfin que, si on fait dissoudre du soufre commun
dans de l'eau de chaux ou dans une lessive, cette solution
deviendra acide quelque temps après, elle qui était avant
cela alcaline ; et elle déposera du soufre.

Génération de l'acide nitrique.

29. D'après cela, il n'est pas difficile de comprendre
comment l'acide nitrique s'engendre dans la terre : « les
» atomes *nitro-aériens*[1], qui sont d'une nature très-péné-
» trante, descendent dans le sein de la terre, y trouvent
» *des atomes salins*[2] avec qui ils se combinent, qu'ils
» fluidifient et qu'ils acidifient. C'est de l'union de ces
» deux sortes de corps que se forme, selon moi, l'acide
» nitrique que nous recueillons par la distillation.»

Génération du nitre dans la terre.

Lorsque les atomes de l'acide nitrique sont ainsi formés
dans le sein de la terre, ils s'attaquent aussitôt aux semences alcalines qui gisent aussi dans le giron de la terre,
je l'ai démontré; ils les sollicitent comme si elles étaient
leurs fiancées à s'allier à eux par les liens de l'hymen : et
de cette union étroite résulte le nitre, comme dans le
colcothar naît le vitriol par l'union des atomes *nitro-aériens* avec les atomes *salins* qui se liquéfient; je l'ai
prouvé plus haut.

[1] *Oxygène de Lavoisier.*
[2] *Azote de Lavoisier.*

Il suit de ce que je viens de dire que les alcalis ne sont point contraires aux acides, comme le vulgaire le pense. La lutte et la chaleur que l'on observe lorsqu'on les mêle ensemble, ne doivent point être attribuées à leur inimitié commune, ce sont plutôt les résultats de leur _union conjugale_. Cette lutte ne tend qu'à diviser ces corps afin que leur combinaison soit plus intime.

Ainsi il est prouvé que le nitre est formé des principes que je vais énumérer. Ce corps est composé de trois parties : 1° d'une partie plus active qui a sa nature dans l'air, qui est d'une nature éthérée, ignée. Cette substance s'associe une matière terrestre dans laquelle elle se loge ; ces deux corps forment l'acide nitrique qui, dès son origine, s'attaque aux alcalis de la terre [1] ; et la réunion de ces trois corps forme le nitre. Voilà ce que j'avais à vous dire sur ce sel.

----

[1] *Oyxde de potassium.*

CHAPITRE V.

DE LA FERMENTATION.

---

30. *Mayow* consacra ce cinquième chapitre à l'exposition d'une théorie de la fermentation. Cette théorie
n'est qu'un roman chimique dans lequel l'imagination
de notre auteur s'est jouée à son aise. Je crois qu'il serait
peu utile de traduire exactement ce chapitre : je vais en
donner un extrait.

Mayow admet deux espèces de fermentation ; l'une
qui a lieu dans le sein de la terre et produit les êtres ;
l'autre a son siége à la surface de la terre et a pour but
de les détruire. — C'est *l'esprit de nitre aérien (l'oxygène)* qui cause ces deux fermentations.

« Lorsque l'acide nitrique, dit-il, a été formé par
» l'union de *l'esprit nitro-aérien (oxygène)* avec un corps
» plus grossier *(l'azote)* ; il se combine avec les alcalis
» fixes que contient la terre ; et cette combinaison déve-
» loppe dans le sein de la terre cette douce chaleur, cette
» perpétuelle moiteur, à l'aide de laquelle cette mère
» commune réchauffe et fait végéter les sémences cachées
» dans son giron qui leur sert de moule. » Mais avant de
développer cette théorie de la fermentation, il doit, dit-
il, pour rendre son exposition plus claire, dire quelques
mots sur les principes fermentescibles des substances.

Principes
des corps.

« Le premier de tous les principes qui composent les
» corps naturels; c'est *l'esprit nitro-aérien (l'oxygène)*:
» car c'est une substance subtile, agile, éthérée, c'est le
» principal agent de la vie et du mouvement non-seule-
» ment dans les végétaux, mais aussi dans les animaux.
» — Les péripatéticiens admettaient deux principes,
» deux éléments : *l'air et le feu ;* mais *l'esprit nitro-aé-*
» *rien (l'oxygène)*, peut leur être substitué avec juste
» raison. Car il est de nature ignée, et en outre il forme
» la partie la plus active, la plus fermentescible de l'air.

» Le second principe est le *soufre :* c'est-à-dire la par-
» tie combustible qui se trouve dans les corps. Ce prin-
» cipe vient après le principe *nitro-aérien (oxygène)*.

» Le principe *soufre* et le principe *nitro-aérien* se li-
» vrent des guerres continuelles, et c'est de leurs défaites
» et de leurs victoires mutuelles que naissent toutes les
» mutations dans les formes des substances créées. —
» Enfin, vient un troisième principe, *c'est le sel :* celui-ci
» n'a qu'un caractère passif, et quoiqu'il puisse se vola-
» tiliser, je n'admets pas qu'il puisse jamais donner le
» branle *au chœur des mouvements intestins. (Ab eo*
» *tamen motuum intestinorum choream nunquàm in-*
» *incipere arbitror.)* — Le sel est fixe ou volatil; mais
» fixes ou volatils, les sels sont à peu près de la même
» nature : l'état des sels change cependant lorsque d'al-
» calins ou salés qu'ils étaient, ils deviennent acides.
» Les sels ont une grande affinité avec *l'esprit nitro-*
» *aérien (l'oxygène)*. Ils ont aussi une grande affinité
» avec le *soufre (corps combustibles) :* car ces deux prin-
» cipes actifs se marient tour à tour avec le sel qui est
» leur fiancé chéri *(sponso idoneo)*. Et c'est par ces
» étreintes amoureuses qu'ils deviennent fixes.

» Il faut ajouter à ces principes l'eau et la terre dam-

3

» née que l'on retrouve dans presque tous les corps.
» L'eau sert de véhicule à l'oxygène et aux molécules
» combustibles. Elle sert en outre à former aux corps
» avec la terre damnée une trame suffisamment compacte
» et résistante.

» Maintenant étudions les actions mutuelles de ces
» principes les uns sur les autres. C'est cette action qui
» donne lieu à la naissance et à la mort des êtres :

» 1° Dans la formation des végétaux ; *l'esprit nitro-*
» *aérien* (*l'oxygène*), poussé par les rayons du soleil,
» descend dans les profondeurs de la terre; il y trouve
» *le soufre terrestre* son ennemi mortel, combiné inti-
» mement au sel·fixe et comme abruti et absorbé par
» cette alliance. Il le terrasse par ses attaques et par ses
» coups redoublés; le soufre se réveille alors et repre-
» nant la vie sous les attaques de l'oxygène (*esprit nitro-*
» *aérien*), se prépare au combat contre cet ennemi, et
» c'est de l'agitation de ces deux corps, que naît au sein
» de la terre cette effervescence remarquable que nous
» avons signalée. — Mais la victoire reste à *l'esprit ni-*
» *tro-aérien* (*oxygène*), qui s'allie alors à son tour aux
» particules des sels fixes qu'il a liquéfiées; il s'abrutit
» dans cette alliance fatale, comme avait fait le soufre
» avant lui. Le soufre vaincu abandonne le champ de
» bataille et se volatilise. »

31. Avec cette singulière théorie, et par des raisonnements plus obscurs encore que ceux que je viens d'exposer, il explique pourquoi l'huile pure qui est volatile et
inflammable, n'est plus combustible lorsqu'elle est mêlée aux alcalis et forme un savon.

Enfin il déclare que le nitre existe tout formé dans les
végétaux. Les organes des végétaux prennent l'alcali du
nitre dans la terre, voilà pourquoi on ne trouve point de

nitre là où croissent des végétaux, le nitre de la terre a été absorbé par eux.

Enfin, si on fait calciner des végétaux, l'acide nitrique du nitre qu'ils contiennent s'évapore, et il ne reste dans les cendres que l'autre principe du nitre, l'*alcali*; — et voilà pourquoi aussi on obtient une plus grande quantité de sel lorsque l'on brûle du bois vert à vaisseaux clos, et en supprimant la flamme autant que faire se peut, et ce n'est point, comme quelques-uns le veulent, parce que l'alcali que contiennent les végétaux, s'évapore par une dessiccation lente, car cet alcali est d'une nature très-fixe et ne se décompose pas au feu le plus violent.

Mais, lorsque vous brûlez au grand air des bois bien desséchés, la flamme puissante qui en sort enflamme le nitre du végétal en même temps que la partie combustible de ce même corps, et elle entraîne la partie volatile du sel nitre; c'est le même phénomène qui se passe dans la déflagration de la poudre à canon. — Si enfin vous calcinez des végétaux à un feu très-fort, vous chassez l'acide nitrique du végétal, comme vous le faites dans la distillation du nitre. L'alcali reste dans les cendres avec la terre damnée. Plus cette calcination sera violente, plus vous perdrez d'acide et plus le résidu sera alcalin. De là on peut inférer qu'il ne faut pas violemment calciner les sels diurétiques, qui sont réputés pousser à l'excrétion des urines; car c'est ainsi que l'on prive ces sels de leur acide nitrique et diurétique. Aussi, remarquez qu'une lessive telle qu'est celle que l'on retire des cendres du genêt, est plus efficace dans l'hydropisie que le sel très-alcalin que l'on obtient de la même plante, à la suite d'une forte calcination.

L'esprit de nitre existe peut-être encore dans la flamme du charbon en combustion; car la fumée du charbon pique l'organe de l'odorat, à peu près comme le fait le gaz qui s'échappe du nitre qui brûle. Et telle est probablement la cause de l'asphyxie que produit la fumée du charbon.

Le nitre que contiennent les végétaux, favorise leur combustion, et si les bois contiennent beaucoup de molécules de nitre, ils brûlent quoique verts et humides. Le frêne est remarquable sous ce point de vue, car, quoique vert, il brûle cependant avec une belle flamme. Ce bois contient du nitre, car pendant sa déflagration il donne lieu à une crépitation semblable à celle du nitre qui brûle.

(32) *Mayow* passe ensuite à la seconde fermentation, celle qui détruit les corps. Il pense aussi que cette fermentation a pour cause l'action des *molécules nitro-aériennes (oxygène)*.

Il compare la combustion à cette fermentation qui détruit les corps ; et cela le conduit directement à donner la théorie si remarquable de la combustion. Je traduirai ce passage tout entier et sans rien changer.

« De même que la force destructive du feu provient
» de l'action des *molécules nitro-aériennes (oxygène)*,
» de même aussi tout mouvement intestin qui isole les
» corps entre eux, paraît dépendre de l'action des mê-
» mes molécules, moins actives il est vrai que dans la
» combustion. La preuve en est que, dans toute putré-
» faction et dans toute fermentation, il y a dégagement
» de chaleur, et il faut attribuer cette chaleur à la pré-
» sence des *atomes nitro-aériens (atomes d'oxygène)*.
» Comme je le démontrerai dans l'instant. Au reste, ce
» qui va suivre prouvera la grande analogie qui existe
» entre la combustion et la fermentation.

Théorie de la combustion.

» Quant à la combustion, il faut noter qu'elle ne peut
» avoir lieu sans la présence *d'atomes nitro-aériens (ato-*

» mes d'oxygène); soit que ces atomes existent dans le corps
» en combustion, soit qu'ils soient suggérés par l'air. La
» poudre à canon brûle promptement à l'aide des *atomes*
» *nitro-aériens* qu'elle contient. Les végétaux brûlent à
» l'aide des *molécules nitro-aériennes (molécules d'oxy-*
» *gène* qui viennent en partie de leur tissu et qui, en par-
» tie aussi sont fournies par l'air. *Quant à la matière*
» *combustible réputée pure, elle ne peut s'enflammer si*
» *l'air ne lui fournit des atomes nitro-aériens (atomes*
» *d'oxygène). »*

Pour l'entretien du feu, comme pour l'excitation de la
fermentation des matières végétales; il faut indispensable-
ment la présence d'un corps combustible jointe à la présence *des atomes nitro-aérien (atomes d'oxygène)*, soit
que ces derniers atomes soient fournis par les matières
fermentées elles-mêmes, ou qu'ils aient été suggérés du
dehors.

C'est la présence des *atomes nitro-aériens* qui donne
de l'acidité aux liqueurs fermentées.

Enfin la fermentation acide doit être rangée dans les
fermentations destructives (*fermentation putride*). Car,
quoiqu'elle donne naissance à des produits fermentés plus
parfaits et plus utiles à l'usage des hommes, ces produits
cependant ne naissent que par la destruction de la trame
des tissus végétaux.

C'est encore l'addition des *atomes nitro-aériens (ato-*
mes d'oxygène) qui est la cause de la fermentation putride.
Ces atomes développent dans les tissus le mouvement intestin qui détruit les substances; aussi tout ce qui peut
exclure *l'esprit nitro-aérien (l'oxygène)*, met les corps à
l'abri de la corruption : voilà pourquoi les fruits végé-
taux et les viandes se conservent sans s'altérer pendant Conservation des fruits, des
longtemps lorsqu'on les couvre de beurre; de même le viandes et du fer.

fer que l'on enduit avec l'huile n'est plus rongé par la rouille.

Enfin, la chaleur quelle qu'elle soit, est toujours le résultat de l'action des *atomes nitro-aériens (atomes d'oxygène)*. Cela est vrai pour la chaleur du feu, celle que dégagent la fermentation et la combinaison des sels, comme pour celle qui est le résultat du frottement des corps. Il en est de même pour la chaleur du sang comme je le démontrerai plus loin.

CHAPITRE VI.

DE L'ÉLASTICITÉ DES CORPS SOLIDES.

32. Dans le cours de ses expériences chimiques , Mayow fut porté à croire que l'air qui avait servi , soit à la combustion des corps , soit à la respiration avait perdu une partie de son élasticité. Et comme il savait que l'air qui avait entretenu la combustion ou la respiration, ne différait de l'air atmosphérique que par l'absence de l'oxygène , il en conclut que l'oxygène était la cause de l'élasticité de l'air. Supposant d'ailleurs que la cause de l'élasticité devait être de même nature, soit qu'on la considérât dans les corps solides ou dans les fluides élastiques , il se mit à étudier l'élasticité des corps solides d'après cette hypothèse : que leur élasticité était aussi due à la présence des atomes d'oxygène que leur tissu renfermait. — L'élasticité des corps solides est l'objet du sixième chapitre dans les œuvres de *Mayow* ; le septième est consacré à l'histoire de l'élasticité de l'air. Nous n'avons pas cru devoir traduire entièrement le sixième chapitre , mais nous donnerons en entier le septième , qui renferme de belles expériences répétées depuis par *Lavoisier*.

Après avoir posé son hypothèse sur l'oxygène considéré comme cause de l'élasticité des corps solides ,

Mayow étudie les phénomènes de l'élasticité sur une verge élastique, dont les côtés sont égaux et parallèles deux à deux. Il analyse les rapports dans lesquels se trouvent les surfaces supérieures, inférieures, ou latérales de ce même corps lorsqu'on le soumet à la flexion. Il remarque que, dans ce cas, la surface convexe de cette verge s'allonge et se rapproche de la surface concave, en comprimant les parties qui séparent ces deux surfaces. — Que cette compression est plus forte vers le milieu du corps qu'à ses extrémités; voilà pourquoi les corps élastiques se rompent toujours dans le milieu, lorsqu'on pousse leur flexion trop loin. Aussi les fabricants d'arc ont mis à profit cette observation, car ils donnent une très-grande force à l'arc dans son milieu, sans s'inquiéter si les extrémités sont beaucoup plus faibles.

Enfin, dit-il, un corps serait inflexible si aucune de ses surfaces ne pouvait ni s'allonger ni se raccourcir par la flexion, mais il n'admet point l'existence de ces corps; et il conclut que dans tout corps infléchi, non-seulement le côté convexe s'approche du côté concave, mais encore que les plans extrêmes de ce corps s'inclinent mutuellement l'un vers l'autre; enfin, le côté convexe s'allonge un peu de même que le côté concave se raccourcit, que la matière du corps subit une compression notable surtout vers le milieu; cette compression du milieu ne peut pas avoir lieu sans chasser les molécules du milieu du corps vers les plans latéraux, d'où il suit, que si les corps solides perdent en hauteur dans la flexion ils gagnent en largeur.

CHAPITRE VII.

LA FORCE ÉLASTIQUE DE L'AIR PROVIENT DE L'ESPRIT DE NITRE AÉRIEN (OXYGÈNE).

---

33. L'air est doué d'une grande élasticité, c'est en vertu de cette élasticité qu'il remplit un espace immense et qu'il se dilate lorsqu'on le soustrait à la pression de l'atmosphère : c'est ce qu'ont prouvé les expériences de *Boyle*. Mais on n'est point d'accord sur l'origine de cette élasticité ; je vais exposer mes idées sur ce sujet.

Je suppose que l'on m'accorde comme prouvé, que l'air contient certaines particules que j'ai appelées ailleurs *nitro-aériennes* (*atomes d'oxygène*), particules tout à fait indispensables pour l'entretien de la flamme, qui sont puisées dans l'air et absorbées pendant la combustion ; de sorte que lorsque ce fluide élastique est privé de ces atomes, il ne peut plus soutenir la combustion.

Or, que l'on m'accorde que la force élastique de l'air provient de ces mêmes atomes aériens qui soutiennent la flamme, vérité que je déduis de ce fait ; à savoir, que l'air privé *des atomes nitro-aériens* est dépourvu de force élastique, comme les expériences suivantes le prouvent [1].

---

[1] Je vais ici rapporter quelques expériences de *Lavoisier*, sur ce sujet ; les conclusions de ce chimiste, dans ce cas-ci, sont opposées à

Preuve par
l'expérience.

Placez sur l'eau une bougie allumée de manière que la flamme de la mèche dépasse la surface de l'eau de six travers de doigt environ , placez ensuite sur cette bougie une cloche en verre assez haute et renversée ; faites alors plonger cette cloche dans l'eau qui entoure la bougie , faites en sorte que la surface de l'eau sous la cloche soit

l'opinion de *Mayow*. Mais on est étonné de la similitude de la méthode expérimentale. Si *Lavoisier* n'a point eu connaissance du livre de *Mayow*, il faudra avouer que les hommes de génie procèdent quelquefois d'après des idées liées par une série de raisonnement et une méthode expérimentale qui leur est propre, invariable et identique.

« Presque tous ceux qui se sont occupés d'expériences sur la com-
» bustion des chandelles ou bougies, se sont persuadé qu'il se faisait
» une diminution considérable de volume de l'air pendant la com-
» bustion : les expériences faites sous des cloches plongées dans l'eau,
» ne sont pas concluantes : 1° l'air se dilate pendant le temps même
» qu'on y introduit les lumières; il continue de se dilater pendant le
» temps de la combustion, et il s'échappe en conséquence une quan-
» tité notable d'air par-dessous les bords de la cloche, il est donc impos-
» sible de connaître exactement la quantité d'air sur laquelle on a opéré,
» et de savoir par conséquent s'il y a réellement eu diminution de vo-
» lume, et de combien ; 2° la combustion des chandelles a la pro-
» priété de changer en acide crayeux aériforme une portion de l'air
» atmosphérique : or, l'acide crayeux aériforme a la propriété de se
» combiner avec l'eau. En supposant donc qu'il y ait dans cette expé-
» rience une diminution de volume occasionnée par la combustion,
» il est impossible de la distinguer de celle qui a lieu en raison de la
» combinaison de l'acide crayeux aériforme (*gaz acide carbonique*)
» avec l'eau.

» Ces réflexions m'ont obligé de prendre une autre route, et j'ai re-
» connu la nécessité de n'opérer que sur du mercure. En conséquence,
» j'ai assujetti au milieu d'une capsule de verre une petite bougie;
» j'ai fixé à la partie supérieure de la mèche un petit morceau de
» phosphore de *Kunckel*, du poids d'un sixième de grain environ;
» après quoi j'ai placé la capsule sur un bain de mercure, et je l'ai
» recouverte avec une cloche de cristal. Enfin, avec un siphon de

de niveau avec la surface de l'eau dans la cuve : servez-
vous à cet effet, dans cette expérience, comme dans
celles qui suivront d'un siphon recourbé dont vous intro-
duirez une des branches sous la cloche avant de la faire
plonger dans l'eau, l'autre branche du siphon renversé
étant à l'extérieur, de sorte que l'extrémité ouverte de

» verre qui communiquait de l'intérieur de la cloche à l'extérieur, j'ai
» élevé, en suçant, le mercure jusqu'à une certaine hauteur, que j'ai
» marquée très-exactement avec une bande de papier collé. Lorsque
» tout a été ainsi disposé, j'ai fait rougir une petite tringle de fer que
» j'avais recourbée pour cet objet, puis je l'ai passée par-dessous la
» cloche, à travers le mercure, pour aller toucher le haut de la bou-
» gie, et enflammer le petit morceau de phosphore : on conçoit que le
» morceau de fer rouge a été considérablement refroidi en passant à
» travers le mercure ; cependant il a conservé encore assez de cha-
» leur pour allumer le phosphore, et ce dernier a allumé la bougie,
» comme je me l'étais proposé. Il y a eu dilatation de l'air pendant
» la combustion de la bougie ; mais lorsqu'elle a été éteinte, le mer-
» cure est remonté insensiblement, à mesure que les vaisseaux se sont
» refroidis, et il s'est fixé un peu au-dessus de la marque que j'avais
» faite avant la combustion de la bougie. Cette diminution de volume
» était égale à un demi-pouce cubique, ce qui répond exactement à
» l'absorption qu'aurait occasionnée le sixième de grain de phosphore,
» s'il eût été brûlé seul, sous la même cloche. La combustion de la
» bougie n'avait donc pas occasionné de diminution sensible dans le
» volume de l'air.

» D'après ces expériences, on peut regarder comme constant : 1° que
» la combustion de chandelles ou bougies ne diminue pas sensiblement
» le volume de l'air dans lequel on les brûle ; 2° que cette com-
» bustion a la propriété de convertir en acide crayeux (*acide carbo-
» nique*) environ un dixième du volume de l'air ; 3° que si l'air dans
» lequel une bougie a brûlé se trouve en contact, soit avec de l'eau,
» soit avec de l'eau de chaux ou de l'alcali caustique, il s'opère alors
» une diminution d'un dixième dans le volume de l'air, en raison de
» l'acide crayeux aériforme qui est absorbé. »

(*Extrait des Mémoires de l'Académie des Sciences, année* 1777,
page 195 ; *et Bibliothèque du Chimiste, tome VII, pages* 564
et suivantes.)

chaque branche dépasse le niveau de l'eau. Ce siphon sert à conduire au dehors l'air renfermé et comprimé sous la cloche par l'eau qui se trouve au-dessous de lui; il en résulte que l'eau se trouve de niveau et dans la cloche et autour de la cloche. Retirez le siphon lorsque l'air est sorti, ce qui a lieu en très-peu de temps; assujettissez alors fortement la cloche de verre pour l'empêcher de descendre dans l'eau, et vous verrez bientôt l'eau monter graduellement dans la cavité de la cloche, pendant même que la bougie brûle encore.

Je ne nierai point que l'élévation de l'eau dans la cloche ne provienne en partie de ce que l'air se raréfie pendant la combustion de la bougie; mais cette seule cause ne suffit pas pour rendre raison de l'ascension de l'eau dans le vase; car cet effet tient certainement aussi à l'absorption des *particules nitro-aériennes et élastiques de l'air* (oxygène), qui a lieu par la combustion de la bougie; de sorte que l'air contenu dans la cloche ne peut plus faire équilibre à la pression atmosphérique.

Preuve par une autre expérience. Suspendez une matière combustible et facilement inflammable dans une cloche très-vaste et renversée, (j'ai l'habitude de me servir, pour cette expérience, d'un petit morceau de camphre, que j'attache à un petit fragment de toile, qui a brûlé en charbonnant que tout le monde connaît, et que je trempe dans le soufre liquide). Après cela, je fais plonger de dix pouces environ, la cloche renversée dans l'eau, de manière cependant que l'eau, qui se trouve renfermée sous le verre, soit de niveau avec l'eau qui entoure la cloche, résultat que j'obtiens facilement à l'aide du siphon recourbé que j'ai décrit. Enfin j'épuise l'eau qui se trouve autour de la cloche, jusqu'à ce que la hauteur de l'eau dans la cloche dépasse la hauteur de l'eau dans la cuve, afin de

Première idée de l'appareil pneumo-chimique.
(Note du Traducteur.)

voir plus facilement le niveau de l'eau dans la cloche ; ou mieux encore j'obtiens le même effet en transportant la cloche dans une autre cuve moins pleine, après avoir passé sous l'orifice de la cloche, un vase plat, mais d'un diamètre un peu plus grand que celui de l'orifice de la cloche de verre. Je laisse la cloche dans cet état jusqu'à ce que l'air de ce vase échauffé par les mains de l'opérateur soit revenu à son état primitif en se condensant. Alors, je marque la hauteur de l'eau dans la cloche en collant des bandes de papier sur les parois. J'expose alors la cloche aux rayons du soleil et j'enflamme le camphre qu'elle renferme, à l'aide d'une lentille de verre, en dirigeant d'abord les rayons solaires sur le morceau de linge enduit de soufre dont j'ai parlé, et que j'ai placé au-dessous du camphre. On voit alors l'eau de la cloche descendre par suite de la raréfaction de l'air. Lorsque la bougie est éteinte, j'abrite l'appareil contre les rayons du soleil, afin que l'air qu'il contient revienne à sa température primitive, on trouve alors que l'eau de la cloche est plus élevée que la bande de papier collé qui marquait son niveau, avant la combustion du camphre, et, tous calculs faits, j'ai trouvé que le volume de l'air, après la combustion d'une bougie était diminué d'un trentième[1].

Lorsque la fumée qui remplissait la cloche fut dissipée, et que les parois de cristal furent aussi transparentes qu'avant l'opération, j'essayai une seconde fois de produire de la flamme au milieu de l'appareil, en projetant un faisceau de rayons solaires sur une autre portion de camphre suspendue également sous la cloche, comme j'avais fait d'abord. Mais l'expérience ne réussit point :

----

[1] Diminution estimée par *Lavoisier*, égale à $\frac{1}{288}$. (*Mémoires de l'Académie des Sciences, année* 1777, *page* 195.)

preuve certaine que l'air avait été dépouillé de *ses atomes igneo-aériens* (d'oxygène) par la combustion , de sorte que cet air était alors impropre à nourrir la flamme. Que l'on ne croie point cependant que la suie résultant de la première combustion salissant les parois de la cloche, ait empêché l'inflammation du second morceau de camphre par l'obstacle qu'elle opposait au passage des rayons solaires ; car j'ai l'habitude de coller dans l'intérieur de la cloche, et par ses bords, une bande de papier large comme la main, que je retire au dehors lorsque la fumée est dissipée, à l'aide d'un fil qu'elle porte attaché de tous cotés à son pourtour, et que je retiens au dehors , de sorte que les rayons solaires peuvent facilement traverser cette partie des parois de la cloche, qui n'a pu être souillée par la suie.

La respiration
diminue la force
élastique de l'air**34.** Un fait qui vient confirmer notre hypothèse, c'est que l'air qui sort des poumons des animaux , a perdu de son élasticité, par cela seul que *ses atomes nitro-aériens* (*atomes d'oxygène*), ont été absorbés pendant la respiration.

Expérience qui
le démontre.Que l'on étende une vessie mouillée sur l'ouverture circulaire d'un vase quelconque, et qu'on la fixe sur cette ouverture comme une peau de tambour, à l'aide d'un lien ; que l'on applique ensuite exactement sur cette membrane une petite cloche dans laquelle sera renfermé un petit animal, un rat par exemple ; mettez un faible poids sur la petite cloche, de crainte que le rat qu'elle renferme ne la soulève. Les choses étant ainsi disposées, vous verrez bientôt la petite cloche adhérer fortement à la vessie, même cette membrane s'élèvera dans la cavité de la cloche qui la couvre, comme si cette dernière faisait l'effet d'une ventouse à la flamme. Cet effet aura même lieu avant que l'animal ait cessé de vivre, et si

vous soulevez avec la main la petite cloche, elle entraî-
nera avec elle tout l'appareil, à moins que le vase inférieur ne soit d'un poids trop considérable. Un petit
animal semblable appliqué sur la peau à l'aide d'une
ventouse, agirait à peu près comme la flamme que l'on
introduit dans la ventouse. Il est donc évident, d'après
cette expérience, que la force élastique de l'air se trouve
diminuée par l'effet de la respiration de l'animal qui est
renfermé dans la petite cloche, de sorte que cet air qui a
servi à la respiration ne peut plus faire équilibre à la
respiration atmosphérique.

Mais, pour mieux faire comprendre la chose, je vais
décrire une autre expérience qui a rapport au même
sujet : elle fera voir facilement de combien l'élasticité de
l'air est diminuée lorsque, par la respiration des animaux,
il a été privé de ses particules vitales. Renfermez un petit
animal sous une cloche renversée, en l'assujettissant sur
un support convenable, ou, mieux encore, suspendez
sous une cloche de verre renversée, cet animal renfermé
dans une souricière ; faites plonger ensuite faiblement
cette cloche dans l'eau, de manière que l'eau qui l'entoure
soit de niveau avec l'eau qu'elle renferme, ce que vous
obtiendrez facilement, en employant le siphon que j'ai
décrit. Cela fait, enlevez un peu de l'eau de la cuve qui
baigne les parois externes de la cloche, afin d'élever le
niveau intérieur, pouvoir l'observer plus facilement, et
le marquer à l'aide de bandes de papier collées çà et là
sur les parois de la cloche, et vous verrez bientôt l'eau
s'élever peu à peu dans la cavité du verre, quoique la
chaleur développée par la présence de l'animal, aussi
bien que les gaz chauds produit de l'expiration, de-
vraient produire un effet contraire.

Après avoir fait cette expérience sur divers animaux,

j'ai trouvé que l'air était diminué d'un quatorzième lorsqu'il avait servi à entretetenir la respiration d'un animal jusqu'à ce qu'il fût asphyxié.

Il est donc constant que les animaux en respirant puisent dans l'air certaines particules vitales et élastiques, de sorte que l'on ne peut pas mettre en doute qu'une substance aérienne indispensable à la vie pénètre dans le sang des animaux au moyen de la respiration.

Nous n'avons pas le droit de nier l'entrée de l'air dans le sang, parce que nos sens ne peuvent apercevoir les vaisseaux par où l'air passe, car il est d'autres conduits traversés par des liquides moins ténus que nous ne pouvons non plus apercevoir : qui jamais a pu voir les premières origines des vaisseaux lymphatiques et des veines? Les conduits aériens beaucoup plus courts et plus minces doivent être encore bien plus difficiles à découvrir, car ces vaisseaux ne se rassemblent point comme les autres canaux pour former des troncs; mais ils parsèment les membranes du poumon : pour que le mélange du sang et de l'air soit intime, il faut qu'il ait lieu dans des vaisseaux très-petits, il faut que le sang aborde à une infinité de bouches capillaires distribuées sur la masse entière du poumon.

Le microscope fait voir en effet une quantité innombrable de petits pores semblables à des points, sur le tissu des poumons que l'on a fait cuire et disséquer. Ces points sont-ils des trachées capillaires, ou les bouches des vaisseaux qui se déchargent de l'air qu'ils contiennent dans la masse du sang?

Il est donc manifeste, d'après ces expériences, que l'air perd une partie de sa force élastique par l'effet de la respiration comme par celui de la combustion; et il est probable que les animaux, de même que le feu, puisent dans l'air des atomes du même genre : ce que confirmera mieux encore l'expérience suivante.

Renfermez sous une cloche un petit animal ensemble avec une bougie allumée ; faites en sorte que l'air extérieur ne communique point avec l'intérieur de l'appareil ; résultat que vous obtiendrez facilement, si vous renversez cette cloche et placez son orifice sur une cuve pleine d'eau. Les choses étant ainsi préparées, vous verrez bientôt la lumière s'éteindre , et l'animal ne survivra point longtemps à cette torche funèbre. L'observation m'a prouvé qu'un animal renfemé ainsi sous une cloche conjointement avec une bougie allumée, ne vit que la moitié du temps qu'il pourrait vivre sous la cloche, s'il y était seul.

Ainsi, non-seulement la flamme, mais aussi les animaux ne peuvent subsister sans la présence d'*atomes nitro-aériens* (*oxygène*).

Sous la cloche, l'animal vit plus longtemps que la bougie ; en voici la raison : la flamme de la bougie ne s'entretient que par un courant ample et rapide d'*atomes nitro aériens*. Il arrive que, si ce courant est interrompu pendant quelque temps, ou, s'il y a pénurie de ces atomes, la flamme s'éteint bientôt. Aussi, lorsque les *molécules ignéo-aériennes* (*molécules d'oxygène*) n'arrivent plus à la flamme que tardivement et en faible quantité , la flamme s'éteint bientôt ; mais, pour les animaux, il leur faut une provision moins grande de nourriture aérienne (*pabuli aerei*). Cette nourriture suffit lors même qu'elle est fournie par intervalle : de sorte que l'animal peut encore se soutenir à l'aide des atomes aériens qui restent lorsque la flamme est éteinte. Notons encore que le mouvement du poumon sert beaucoup à l'absorption du peu de particules aériennes qui reste dans la cloche après la combustion, et qu'il aide aussi beaucoup à leur introduction dans la masse du sang. De là vient que l'animal ne meurt que lorsqu'il a épuisé complétement toutes les particules aériennes, et de là vient encore que l'air dans lequel un animal a été étouffé, est deux fois plus réduit que celui dans lequel on a fait brûler une bougie jusqu'à extinction; comme je l'ai démontré plus haut.

J'ai aussi tenté d'enflammer un corps combustible placé sous la cloche avec un animal. Je me servais dans cette occasion d'un verre ardent dont je dirigeais le foyer sur le corps que je désirais brûler dès que l'animal était asphyxié. Et, pour mieux réussir dans mon expérience, si elle était praticable, je mettais les parois du verre, dans l'endroit où elles devaient être traversées par les rayons solaires, à l'abri des exhalaisons animales, à l'aide d'un morceau de papier collé sur la marge, comme je l'ai dit plus haut. Mais l'expérience ne réussit point. Je ne tirai cependant aucune conséquence de ce fait, car j'expérimentai pendant l'hiver, et le ciel constamment couvert de nuages depuis le jour, ne m'a pas permis de répéter l'expérience. Il est cependant vraisemblable que l'air qui est impropre à l'entretien de la vie, est aussi incapable de soutenir la combustion : car il faut une plus grande quantité d'atomes aériens pour entretenir la combustion d'une bougie, qu'il n'en faut pour soutenir la vie. C'est le lieu cependant de remarquer que, bien que la flamme et la vie s'alimentent des mêmes particules, il ne faut pas cependant penser que la masse du sang s'enflamme réellement dans la respiration, comme je le démontrerai dans le chapitre suivant.

Objections
contre
cette théorie.

24. Mais ici se présentent de graves difficultés : comment se fait-il qu'un animal ou une bougie renfermés sous l'appareil, ne puissent plus respirer ou brûler, tandis qu'une quantité d'air assez considérable existe

encore sous la cloche, car l'eau ne monte qu'en petite quantité sous le vase de cristal renversé, et le reste de l'espace que renferme le verre est plein d'air? Cet air aussi, quoique réduit à un moindre volume, fait cependant équilibre à la pression atmosphérique.

Sur quelle raison nous fondons-nous encore pour affirmer que l'air renfermé dans la cloche de cristal, a perdu de sa force élastique? Nous devons croire que la quantité de gaz n'a pas diminué dans l'appareil après l'extinction de la bougie et la mort de l'animal, car les atomes aériens n'ont pu être annihilés ni par la combustion, ni par la respiration animale. Ils n'ont pu être non plus chassés hors du verre, car l'air ne traverse point le verre. Si cela avait lieu, on ne pourrait point diminuer, par la succion à l'aide d'un siphon, la pression intérieure de l'air sur l'eau contenue dans le vase, car l'air extérieur ferait irruption aussitôt dans l'intérieur de la cloche, à travers les pores du verre, et remplirait l'espace vide.

Si l'air ne peut sortir de l'appareil, croirons-nous que ce gaz s'est condensé et que l'ascension de l'eau dans la cloche, est le résultat de cette condensation? Mais cette raison n'est pas non plus convaincante. Car, si cet air n'a éprouvé d'autre changement qu'une condensation plus grande, on ne voit point pourquoi la bougie et l'animal ne pourraient brûler et respirer dans ce milieu plus condensé. En outre la chaleur de l'animal et celle qui est développée par la bougie, dilatent l'air et ne le condensent point; et d'ailleurs, l'animal est mort avant que l'air soit refroidi et par conséquent condensé.

Dira-t-on que la force élastique de l'air se trouve diminuée parce que, par la respiration, une partie de l'air de l'appareil passe dans le sang de l'animal; mais je réponds que le sang de l'animal, lorsqu'on enferme ce dernier sous la cloche, est riche en parties aériennes; qu'il suit nécessairement de là que l'animal doit expirer des particules gazeuses et élastiques égales en quantité à celles qu'il absorbe par l'inspiration; et, conséquemment, que la somme des atomes gazeux et élastiques est la même avant comme après l'acte de la respiration. Du reste, quand même la quantité de matière aérienne qui passe dans le sang, serait plus grande que celle qui est émise par l'expiration, la somme des molécules d'air contenue sous la cloche, n'en serait point pour cela diminuée, et sa force élastique lui ferait dans tous les cas, remplir le même espace qu'elle occupait avant son absorption.

Il faut croire que ce sont les atomes *nitro-aériens* (*atomes d'oxygène*), qui donnent à l'air sa vertu vivifiante et élastique, car ces atomes manquent lorsqu'un animal a respiré ou qu'une bougie a brûlé dans l'air clos. Ce qui reste de l'air lorsqu'il a servi à la respiration ou à la combustion, est un gaz méphitique (*aerem effœtum*) et dénué d'élasticité.

Les atomes ignéo-aériens (*atomes d'oxygène*) ne sont point de l'air atmosphérique dans toute sa pureté, mais ils sont de l'atmosphère la partie la plus subtile. Ce qui le prouve, c'est que les molécules ignéo-aériennes tout entières existent dans le nitre, et constituent la partie aérienne de ce sel, comme je l'ai démontré. Or, qui soutiendra que l'air atmosphérique peut se loger en assez grande quantité dans le nitre, pour soutenir la combustion de ce corps dans le vide même. — Si sur le sel fixe récemment préparé que l'on tire des cendres végétales vous versez de l'esprit de nitre, vous verrez le nitre résulter de la combinaison de ces deux corps. Or, on ne peut pas penser que l'air atmosphérique fait partie abon-

damment de ces deux principes du nitre ; l'acide et l'alcali. On ne peut non plus croire que l'air atmosphérique
entre dans le nitre, en prenant part à la combinaison de
ces deux corps, pendant que s'exécute cette synthèse du
sel. L'air, sans avoir été soumis à une grande force, ne
subirait point une condensation telle que celle qu'il faudrait supposer exister dans ses atomes, s'il était vrai que
la combustion de ce sel ne fut soutenue que par l'air
atmosphérique que ce corps contiendrait. Car, pour soutenir une flamme impétueuse, telle qu'est celle d'un
fragment de nitre enflammé, il ne suffirait point d'une
petite quantité d'air ; il n'est pas vraisemblable que la
quantité d'air nécessaire à cet effet pût se loger dans un
peu de nitre. Au reste, ces vérités vont encore se confirmer par l'expérience suivante.

Dissolvez de l'esprit de nitre et du sel de tartre dans
un peu d'eau distillée ; renfermez ces deux dissolutions
en les plaçant dans des vases séparés sous le récipient
de la machine pneumatique. Faites le vide le plus complétement que vous pourrez ; (dans l'expérience que j'ai
faite ainsi, il ne restait sous le récipient qu'une très-
petite quantité d'air.) Lorsque ces liquides ne rendront
plus de bulles (car tous les liquides que l'on soustrait à
la pression atmosphérique dégagent des bulles d'air),
mêlez les liqueurs dont j'ai parlé, ce qui causera une
grande effervescence. Laissez l'appareil en repos jusqu'à
ce que l'effervescence soit calmée ; retirez alors le mélange, faites évaporer à une douce chaleur jusqu'à ce
que vous ayez obtenu un sel ; vous verrez alors que le
sel de nitre a été formé dans un lieu vide d'air. Ce sel
jeté sur des charbons ardents s'enflammera comme le
nitre.

Il est donc prouvé que les atomes ignéo-aériens

(*atomes d'oxygène*) sont communs au nitre et à l'air atmosphérique, que les atomes ne sont point de l'air pur, mais que ce sont les parties les plus subtiles et les plus actives de l'air.

Si vous placez deux rats, l'un dans la partie supérieure, l'autre dans la partie inférieure de la cloche, l'animal placé dans le bas de la cloche vivra plus longtemps que l'autre. C'est ce qui me fait penser que l'air qui a servi à la respiration est plus léger que l'air atmosphérique.

Il en est de même pour deux bougies allumées, la bougie supérieure s'éteint avant la bougie inférieure. Ainsi la combustion et la respiration privent l'air de quelques atomes lourds.

Admirons ici la providence du créateur, qui dans sa sagesse a voulu que l'air privé de ses atomes nitro-aériens et de son esprit vital, perdît aussi sa pesanteur et son élasticité, afin que l'élasticité et la pression de l'air pur qui entoure cet air méphitique, forçât ce dernier à monter dans les régions supérieures de l'atmosphère et à céder sa place à un air nouveau. Autrement, la société des hommes et même celle des animaux serait dissoute: chacun serait forcé de vivre séparément et isolé, afin de trouver une quantité suffisante d'esprit aérien pour soutenir la vie de chaque être. Les mortels alors ne se battraient plus pour s'approprier les terres, mais pour conquérir les champs de l'air, et les contestations sur les limites de ces domaines aériens seraient interminables; bien plus, l'existence de chaque individu ne serait qu'une pérégrination perpétuelle, car il y aurait nécessité de parcourir jour et nuit le monde et ses déserts, non point dans le but de conquérir des richesses, d'amasser des denrées exotiques, ou de ravir des femmes; mais pour courir à la recherche de l'aliment de la vie (*ad pabulum aereum indagandum*), et pour éviter de respirer le souffle populaire. Mais tel n'a point été le plan admirable de l'Être suprême ; il donna à l'atmosphère des propriétés telles que, par elles, l'*esprit de nitre aérien* (*oxygène*), que j'appellerais volontiers l'*élixir souverain de la vie*, nous est apporté sans effort, traverse même de son propre mouvement nos voies aériennes, et pénètre au delà des profondeurs de notre poitrine.

36. « Ici se présentait une grande difficulté dans la
» théorie de *Mayow*, difficulté qui, plus tard, s'offrit
» aussi à l'esprit de Lavoisier. Puisqu'il était reconnu
» que la combustion et la respiration animale absorbaient
» l'oxygène de l'atmosphère (*esprit nitro-aérien*), com-
» ment se faisait il que ce corps ne s'épuisât point par la
» combustion journalière et par l'acte de la respiration ?
» Il est probable, disait *Mayoy*, que l'air privé de sa
» pesanteur par la combustion et la respiration, réduit à
» l'état de gaz méphitique, s'élève au sommet de l'at-
» mosphère, y trouve l'oxygène pur (*esprit nitro-aérien*),
» se combine avec ce corps à l'aide des rayons solaires,
» augmente de poids, comme cela arrive aussi à l'anti-
» moine lorsqu'on le calcine aux rayons du soleil, et
» descend alors dans les parties inférieures en vertu du
» poids qu'il a acquis par sa combustion.

» Il est vrai que, dans toute *combustion sublunaire*,
» nous observons toujours la présence d'un corps com-
» bustible et d'un soutien de combustion ; il est vrai
» encore que le gaz méphitique, résultat de la combu-
» stion ou de la respiration, n'est point combustible à la
» surface de la terre : mais il le devient probablement à
» la surface du soleil, dont les rayons pleins de chaleur,
» offrent même les phénomènes de la combustion sans

» la présence d'un corps combustible. Lorsqu'on réunit,
» par exemple, ces rayons à l'aide d'un verre ardent, et
» qu'on les projette sur un corps, ils élèvent la tempéra-
» ture de ce corps et ne le brûlent pas, cependant,
» constamment. »

CHAPITRE VIII.

DE L'ABSORPTION PAR LES ANIMAUX DE L'ESPRIT NITRO-AÉRIEN (OXYGÈNE).

37. Jusqu'à présent j'ai traité de *l'esprit nitro-aérien* et de ses combinaisons dans les végétaux et dans les corps qui constituent la nature inerte. Il me reste maintenant à étudier quel rôle ce corps joue dans les animaux.

Dans notre traité de la respiration qui a paru il y a quelque temps, j'ai établi par divers raisonnements que le principal usage de la respiration, celui qui rend cette fonction si nécessaire, consistait dans la séparation, par le ministère des poumons, d'atomes d'une certaine espèce que contient l'air, atomes indispensables au soutien de la vie animale, et aussi dans la mixtion intime de ces atomes avec la masse du sang. Dans le chapitre précédent j'ai rapporté les expériences qui confirment cette opinion; j'ai démontré que l'air rendu par les poumons, pendant l'expiration, était privé de ses atomes élastiques et qu'il était plus contracté.

Je me suis aussi efforcé de démontrer, dans le même lieu, que la force élastique de l'air inspiré était diminuée parce que les atomes nitro-aériens étaient dégagés de l'air et absorbés. Cherchons maintenant comment cela se fait.

Les atomes nitro-aériens sont absorbés par les animaux.

J'ai pensé quelque temps que les *atomes nitro-aériens* étaient séparés des molécules de l'atmosphère par une disposition propre aux poumons; mais en y réfléchissant davantage, il m'a paru plus raisonnable de penser que les molécules d'air passaient dans la masse du sang, et que c'était dans ce liquide que se faisait la séparation des atomes nitro-aériens qu'elles perdaient avec une partie de leur élasticité, ce que confirme l'expérience suivante :

L'air mêlé aux particules fermentescibles perd sa force élastique.

Prenez un petit bâton d'un diamètre égal au plus grand diamètre d'une cloche, dont l'orifice sera moins évasé que le fond. Placez ce petit bâton en travers dans la partie supérieure de la cloche, de sorte qu'il se trouve maintenu par le frottement sur les parois du vase. Suspendez à ce bâton, à l'aide d'un petit crochet de fer, un petit vase en verre pouvant contenir environ quatre onces de liquide. Versez deux onces d'acide nitrique dans ce vase, formez un faisceau avec de petites tiges de fer, que vous suspendez perpendiculairement à l'aide d'une ficelle placée au-dessus du vase, et passant sur le petit bâton, (la ficelle doit être assez longue pour que son extrémité libre dépasse l'orifice du vase au dehors.)

Les choses étant disposées de cette manière, faites plonger d'environ cinq doigts la cloche dans l'eau, de telle façon cependant que le niveau de l'eau, dans la cloche, soit à la même hauteur que le niveau qui entoure ce vase; résultat que vous obtiendrez facilement à l'aide du siphon que j'ai décrit quant à sa forme et quant à son usage dans le chapitre précédent. Epuisez ensuite l'eau extérieure qui baigne les parois du vase, jusqu'à ce que l'eau renfermée sous la cloche soit élevée de trois travers de doigt environ au-dessus du niveau de la cuve. Laissez l'appareil dans cet état jusqu'à ce que l'air renfermé sous

la cloche, et qui a été échauffé par les mains de l'opérateur, ait repris sa température première. Marquez alors
la hauteur du liquide dans le vase en fixant des bandes
de papier çà et là autour de la paroi externe de la
cloche.

Faites alors descendre le faisceau de petites lames de
fer dans le vase qui contient l'acide nitrique en lâchant le
bout de la ficelle que vous avez sous la main au dehors.
Vous verrez alors bientôt se produire une grande effervescence , et l'eau intérieure sera déprimée par le dégagement du gaz.

Lorsque cet'e effervescence aura ainsi duré vingt minutes plus ou moins, ou mieux encore lorsque l'eau intérieure aura été déprimée sur une zone de la largeur de
trois doigts environ , retirez les fragments de fer hors du
vase, en tirant la petite corde. Cela étant fait, vous verrez, peu d'instants après, l'eau intérieure monter graduellement, et au bout d'une heure ou deux dépasser de
beaucoup la hauteur que vous aviez marquée au début
de l'expérience. Il est vrai cependant que cette eau, dont
le niveau s'est élevé dans l'intérieur de la cloche, ne tar-
dera pas à revenir au point de départ au niveau primitif
que vous aviez noté.

Il faut conclure de cette expérience que l'air contenu
sous la cloche perd une partie de son élasticité par suite
de la combinaison du fer avec l'acide nitrique ; voilà
pourquoi cet air ne fait plus équilibre à la pression atmosphérique, et conséquemment l'eau se trouve poussée en
haut dans la cavité de la cloche.

Lorsque les gaz développés sous la cloche auront été
condensés, et que l'eau intérieure ne montera plus ,
marquez son élevation avec des bandes de papier comme
dans l'expérience précédente, faites plonger de nouveau

le fer dans le petit vase qui contient de l'acide nitrique afin de produire de nouveau l'effervescence ; lorsque l'eau aura été déprimée par le gaz de la hauteur d'environ cinq doigts, retirez le fer hors du vase comme dans la première expérience ; et vous verrez, après cela, l'eau monter graduellement dans la cloche, non pas cependant aussi vite, ni en aussi grande quantité que la première fois ; elle ne s'élèvera cette fois que de la hauteur de deux doigts, elle s'était élevée dans la première expérience d'une hauteur égale à plus de six travers de doigts. Si vous répétez l'expérience une troisième fois, les choses se passeront comme dans la seconde.

.Ainsi l'effervescence ou la fermentation qui résulte de la combinaison du fer avec l'acide nitrique détruit l'élasticité de l'air.

38. D'après cette expérience, ou peut penser que l'air respiré par les animaux perd sa force élastique de la manière suivante :

Comment l'air respiré par les animaux perd sa force élastique. — Je suppose, avant tout, que la masse du sang est un liquide souverainement fermentescible, comme il sera démontré plus bas. Lors donc que les molécules aériennes se sont mêlées intimement par le ministère des poumons aux molécules agitées du sang, il arrive que les molécules aériennes perdent leur force élastique pendant cette effervescence, comme cela leur arrive pendant l'effervescence qui est le résultat de la combinaison du fer et de l'acide nitrique. Il est même probable que les molécules du sang dans leur fermentation compriment les molécules aériennes qui leur sont interposées et en font sortir les atomes nitro-aériens ; ces molécules d'air, privées alors de leurs atomes nitro-aériens et élastiques, deviennent impuissantes pour soutenir la vie, et perdent en outre une partie de leur élasticité.

Maintenant que nous avons introduit les atomes nitro-aériens dans la masse du sang, étudions quel est l'usage de ces atomes. Je me suis occupé de cette recherche dans mon Traité de la respiration que j'ai mis au jour, il y a quelque temps ; je demande cependat la permission d'ajouter ici quelques réflexions à ce sujet. Mon opinion est que les atomes nitro-aériens (*oxygène*), aussi bien dans les végétaux que dans les animaux, forment le principal instrument de la vie et du mouvement.

Presque toutes les fermentations qui s'observent dans les choses naturelles, procèdent de l'action des atomes nitro-aériens. Je ne doute pas que la chaleur du sang ne tienne à la même cause : et de là vient que, lorsque la respiration est supprimée, le sang perd sa chaleur et la vie animale s'éteint.

Ces vérités sont confirmées par ce fait : le sang qui est entré noir dans les poumons sort rouge et rutilant de ces organes, semblable au sang artériel. C'est une observation qui a été faite par le célèbre Lower dans ses vivisections ; le même auteur démontre aussi que ce changement dans la couleur du sang ne provient pas de la trituration du sang par l'action des poumons, mais tient à l'air qui s'est mélangé avec lui ; car la superficie du sang veineux que l'on reçoit dans un vase et qui est exposée au contact de l'air, prend une couleur écarlate et rosée ; tandis que la partie du caillot qui repose sur le fond du vase est de couleur noire foncée. Mais si vous exposez à l'air cette partie noire du sang de la saignée, elle prend en peu de temps la couleur rouge. Il n'y a donc rien d'étonnant, si le sang qui circule dans les poumons où il se mêle aux molécules de l'air qui traversent ces organes, devient par ce mélange intime parfaitement rouge.

C'est ici le lieu de placer aussi l'expérience suivante :

Si après avoir conservé quelque temps du sang dans un vase, vous le placez sous le récipient de la machine pneumatique, le sang laissera dégager quelques bulles de sa surface. Si vous faites la même expérience sur du sang artériel récemment tiré, il dégagera aussi une infinité de bulles de gaz qui sont formées de l'air auquel il s'est mélangé.

La chaleur du sang est excitée par l'inspiration de l'air.

39. Lorsque la chaleur du sang augmente, cette augmentation tient au mélange des parties sulfureuses (c'est-à-dire combustibles) du sang, avec les atomes nitro-aériens (d'oxygène) de l'atmosphère. Le mélange intime de ces substances, leur fermentation, se fait par le ministère des poumons, et j'ajoute que cette chaleur est d'autant plus intense que les animaux s'exercent à des mouvements plus violents; la cause en est en partie, que dans les mouvements violents la respiration s'accélère considérablement, et que par suite une plus grande quantité d'atomes nitro-aériens s'introduisent dans la masse du sang et y développent une chaleur plus élevée que la

Pourquoi l'exercice augmente l'intensité de la chaleur animale.

température ordinaire du corps. — Et certes, le frottement des muscles des membres dans les mouvements les plus violents n'est point assez considérable pour exciter cette chaleur surnaturelle; la preuve en est que, dans le repos, si on accélère un peu la respiration, on se sentira bientôt pris d'une chaleur plus grande que dans l'état ordinaire.

Examen des objections proposées par le docteur Willis contre les vérités énoncées p'us haut.

Je n'ignore point que le savant docteur *D. Willis*, dans son Traité sur la chaleur du sang, a mis en avant divers arguments par lesquels il s'est efforcé de démontrer que le calorique du sang ne tirait point son origine de la fermentation. Car, dit cet homme célèbre, *les liqueurs en fermentation ne développent jamais de chaleur;* mais j'en appelle contre cette assertion à l'expérience commune : n'est-il pas constant, au témoignage de tout le monde, que les liqueurs les plus épaisses, les plus riches, celles par exemple qui abondent en particules combustibles, telle que la bière généreuse, élèvent leur température en fermentant. Il y a seulement une différence qu'il faut signaler, c'est que le sang reçoit ses atomes nitro-aériens (*atomes d'oxygène*) de l'air même, tandis que les autres liqueurs fermentées ont dans leur sein ces mêmes atomes.

Mais il est une autre difficulté qui a été soulevée par cet homme célèbre : *La fermentation, dit-il, l'effervescence et la chaleur qui se manifeste pendant la combinaison des acides et des alcalis est plus marquée dans le vide, comme le démontrent les expériences de Boyle. Or, si la chaleur animale procédait de la fermentation du sang, elle devrait être plus forte aussi dans le vide : et c'est le contraire qui a lieu, car, si la respiration est supprimée, l'air n'entre plus dans le sang; la chaleur de ce liquide s'éteint et l'animal meurt aussitôt.*

Je réponds d'abord que, par cela seul que la chaleur du sang cesse aussitôt que l'air manque, il faut en conclure que cette chaleur provient de l'action de l'*esprit nitro-aérien* (de l'action de l'oxygène).

Mais, quoique les acides et les alcalis dans leur mélange, de même que toutes les autres substances fermentantes, prennent un plus grand volume dans le vide, je n'admets point cependant que leur effervescence dans ce cas soit plus grande; car les atomes de toutes les substances qui fermentent à l'air libre sont pressés par le poids de l'atmosphère, ce qui gêne leur libre expansion ; mais, si vous transportez ces corps dans le vide, vous les dégagez de ce poids qui les presse, et toute liberté leur

Réponse
à une seconde
objection.

L'effervescence
des acides et des
alcalis n'est
point plus in-
tense dans le
vide qu'à l'air
libre.

est laissée pour développer leur mouvement expansif à leur gré ; et ce résultat n'est point l'effet d'une effervescence et d'une chaleur plus grande, mais dépend seulement de l'enlèvement de l'obstacle.

Je remarque encore qu'il n'y a point parité entre la chaleur du sang et l'effervescence qui est le résultat de la combinaison des acides et des alcalis; car, dans ce dernier cas, l'effervescence procède d'un principe interne, peut-être de la présence des atomes nitro-aériens que contiennent et le sel et l'acide, tandis que la chaleur, la fermentation du sang est le résultat de la combinaison de l'esprit nitro-aérien (*de l'oxygène*), fourni par l'air avec les atomes combustibles de ce liquide. De là vient que, dans la combinaison des acides et des alcalis, l'accès de l'air n'est point indispensable pour que l'effervescence ait lieu ; mais pour tous les autres corps qui ne renferment point dans leur composition des atomes nitro-aériens, tels, par exemple, que la masse du sang, comme encore les minéraux combustibles, ces corps, dis-je, ne peuvent entrer en fermentation que lorsqu'il leur arrive des atomes nitro-aériens que leur fournit l'air. Voilà la cause pour laquelle la chaleur du sang tombe aussitôt que l'on supprime l'accès de l'air.

Opinion de l'auteur sur la flamme vitale.

D'après ce que je viens de dire, il est prouvé, je crois, que la chaleur du sang trouve son origine dans l'efferverscence qui est le résultat de la combinaison des parties combustibles du sang avec les atomes nitro-aériens. Il n'est donc point nécessaire d'avoir recours à je ne sais quelle flamme vitale dont la déflagration continuelle servirait à échauffer la masse du sang ; il faut encore moins admettre que cette inflammation du sang serait si intense qu'elle donnerait naissance à une lumière dont les rayons, transmis au cerveau, échaufferaient l'âme sensitive. Je ne sais quels rêves inventèrent les anciens sur certains feux funéraires cachés dans les tombeaux [1]. — Maintenant, nous dirons que c'est dans la poitrine des animaux que s'allume d'abord la flamme vitale, si flamme vitale il y a : de sorte que tous nous brûlons déjà à l'instar d'Ucalégon. Nous ne devons plus nous étonner si la salamandre vit au milieu des flammes. Eh! que faut-il penser sur le feu vital des animaux aquatiques? Celui-là, certes, est un feu puissant et indompté, il brûle sous les eaux et tout l'Océan ne peut l'éteindre. On n'a rien de certain encore sur l'existence des feux souterrains, on devait bien moins s'attendre à trouver des feux submergés. — Enfin, quant à ce qui touche l'âme lumineuse qui siége dans le cerveau des animaux, je demande comment il se fait que cette lumière ne soit jamais tombée sous la vue; elle qui est supposée éclairer de ses rayons la masse cérébrale et le système nerveux? De tels feux, certes, et ces nouvelles lumières me paraissent vains et fanatiques aussi bien en anatomie qu'en religion.

Les fièvres sont un résultat de l'effervescence outrée du sang; effervescence qui est elle-même produite par la combinaison des atomes nitro-aériens de l'air, avec une trop grande quantité de substances combustibles que contient le corps malade.

Le sang devient acide dans le cours des fièvres continues; c'est le même effet que celui qui se produit dans la bière ancienne, qui, par une fermentation trop forte et trop prolongée, se trouve convertie en vinaigre.

— « L'urine contient du sel ammoniaque : la preuve » en est que le cuivre se dissout dans l'urine, de la » même manière que dans le sel ammoniaque.

Origine des fièvres.

Comment le sang devient acide.

L'urine contient du sel ammoniaque.

[1] Voyez *Fortunio Liceti,* De lucernis antiquis; et *Octavio Ferrari* Dissertatio de veterum lucernis sepulchralibus. (*Note du Traducteur.*)

— » La dissolution du soufre, faite par la lessive, est
» précipitée par l'urine, comme par toute liqueur acide
» que l'on verse dans cette dissolution. Ainsi, si on
» mêlait des cendres à l'urine ou au sang, on retirerait
» une plus grande quantité d'alcali volatil de ce mélange
» que de l'urine ou du sang seuls. La raison en est que
» l'alcali fixe des cendres absorbe tout l'acide qui se
» trouve dans l'urine; de sorte que l'alcali volatil de ce
» liquide animal, dégagé de son acide, s'échappera faci-
» lement sous forme de gaz; comme cela arrive dans la
» distillation du sel ammoniaque que l'on mêle avec un
» alcali fixe. »

CHAPITRE IX.

L'AIR PEUT-IL ÊTRE ENGENDRÉ DE NOUVEAU ?

Après avoir démontré de combien de manières l'air peut être absorbé, il ne sera point hors de propos de rechercher si ce fluide élastique ne peut pas être créé de nouveau. Je vais, sur ce sujet, communiquer une expérience qui ne diffère pas beaucoup d'une autre expérience faite *par l'illustre Boyle.*

Mettez dans un vase de verre assez vaste un mélange à parties égales d'esprit de nitre (*acide nitrique*) et d'eau de fontaine. Faites plonger dans ce mélange, en la renversant, une petite carafe de verre, de manière à ce qu'elle soit entièrement remplie par ce liquide. Cela fait, introduisez dans l'orifice renversé de cette carafe, deux ou trois boules de fer, et laissez reposer cet appareil sur le fond de la cuvette de verre. Veillez seulement à ce que les globes de fer ne s'échappent point de l'orifice de la carafe qui les contient. Vous obtiendrez facilement ce résultat en bouchant la carafe avec le doigt ou de toute autre manière, et en faisant reposer son orifice [sur la surface inférieure de la cuvette. — Les choses étant ainsi préparées, vous verrez le liquide acide corroder les globes de fer et produire une effervescence considérable. Les gaz, sous forme de bulles qui surviendront à la suite de cette effervescence, monteront à la partie supérieure de la fiole submergée et prendront l'apparence de l'air atmosphérique. Ces bulles, augmentant peu à peu, déprimeront graduellement l'eau qui les soutient. Lorsque le vase sera entièrement rempli de ce gaz [1], soulevez-le un peu pour faire échapper les globules de fer, prenez soin cependant de ne point soulever le bord de cette carafe au-dessus du niveau du liquide, dans la cuve; alors le gaz, qui occupait toute la capacité de la fiole, se condensera peu à peu, et l'eau de la cuve élèvera son niveau et remplira le vide graduellement. — Cependant, tout le gaz ne sera point absorbé par l'eau, car la fiole ne s'emplira que de la valeur d'environ un quart de sa capacité; et quelque temps que vous la conserviez dans cet état, même sous une température très-froide, le volume du gaz ne diminuera plus; mais, si vous reportez de nouveau les globes de fer dans le col de la carafe, le développement du gaz aura encore lieu, une partie sera absorbée par le liquide, une autre partie ne sera jamais absorbée par l'eau acide; de sorte que vous pourrez parvenir à remplir de gaz la moitié de la fiole, quantité qui, alors, n'éprouvera plus de diminution.

Si vous substituez l'huile de vitriol (*acide sulfurique*) à l'esprit de nitre (*acide nitrique*) dans le mélange avec l'eau, ou si vous laissez les globes de fer un jour ou deux en contact avec l'eau acide qui se trouve dans la carafe, alors le gaz que vous obtiendrez de cette façon sera absorbé presque entièrement [2]. « (*Cette expérience,*

Notes du Traducteur.

[1] Ce gaz est le deutoxyde d'azote (*gaz nitreux*), dont la découverte est attribuée à tort à *Hales*, qui l'obtint, dit-on, accidentellement. — Il fut ensuite étudié par *Priestley*, au début de ses expériences sur la chimie pneumatique.

[2] Plusieurs métaux, et particulièrement le fer, ont la propriété de

» dans laquelle a été produit pour la première fois le
» deutoxyde d'azote, est figurée dans le livre original
» de *Mayow*, dans la planche *V*, figure 3.)

   » Ce gaz est-il réellement de l'air atmosphérique?
» Cette question n'est point facile à résoudre, dit
» *Mayow*; il est cependant certain, ajoute-t-il, que ce
» gaz se dilate comme le fait l'air, sous l'influence d'une
» chaleur faible; et aussi qu'il se contracte par le
» refroidissement. Sa force élastique, bien plus, ne le cède
» en rien à la force élastique de l'air commun, comme
» cela m'a été démontré par l'expérience suivante.

   » Avant de commencer cette expérience, *Mayow* s'a-
» perçoit qu'il a besoin d'un tube gradué; et voici
» comment son génie inventif lui procure cet instru-
» ment : »

   Prenez, dit-il, un tube de verre du diamètre d'une
plume d'oie, long de quatre travers de doigt, à peu près
fermé hermétiquement à l'une de ses extrémités et
ouvert à l'autre; collez verticalement une bande de
papier sur un des côtés de la paroi externe du tube;
versez alors une goutte d'eau dans l'orifice ouvert de ce
tube [1], et notez sur la bande de papier, à l'aide d'un

Manière
de mesurer la
force élastique
de tous les gaz.

décomposer le deutoxyde d'azote. — Ce corps, renfermé pendant quelque temps en contact avec des clous de fer, fut converti en protoxyde
d'azote. C'est de cette manière que *Priestley* fit la découverte du protoxyde d'azote. — *Davy* a prouvé que tous les sels qui contiennent
l'*oxyde noir de fer* ont la propriété d'absorber le *deutoxyde d'azote*
sans l'altérer.   (*Traduct. de Thompson, tome* 2, *page* 12.)

  [1] *Mayow* ne dit point quel moyen il employait pour obtenir des gouttes
d'eau toujours égales entre elles. On ne pourrait cependant refuser à
cette méthode pour graduer un tube une certaine précision, s'il se
servait pour instiller les gouttes d'eau d'une pipette semblable à celle
que *M. Gay-Lussac* a inventée pour mesurer la force des alcalis.
(Voyez *Annales de chimie*, *Mémoire sur l'alcalimètre*.)

trait de plume, le niveau de cette goutte d'eau observé
dans l'intérieur du tube. Instillez une seconde, une
troisième, une quatrième goutte dans le tube et ainsi
de suite; notez, sur la bande de papier, le niveau de
chacune de ces gouttes dans le tube. Lorsque vous aurez
ainsi empli et mesuré le tube, adoptez-le par son extrémité ouverte au plus petit orifice d'un entonnoir, ce que
vous pourrez faire exactement à l'aide d'un mastic propre
à cet objet, renversez cet apareil dans une cuvette remplie d'eau, de telle sorte que le sommet fermé du tube
de verre qui regarde en haut soit privé d'air entièrement
et plein d'eau; laissez alors reposer la base de l'entonnoir plein d'eau sur le plan inférieur de la cuvette.

« *Mayow* place ensuite sous le grand orifice de l'en-
» tonnoir une fiole pleine de *gaz deutoxyde d'azote;*
» il fait passer un peu de ce gaz dans le tube gradué qui
» domine l'entonnoir; il transporte ensuite tout le
» système sous le récipient de la machine pneumatique
» avant de faire le vide. Voici, dit-il, comment il faut s'y
» prendre pour faire ce déplacement : prenez un vase
» qui ne soit point trop large, mais d'un diamètre assez
» grand cependant pour recouvrir le grand orifice de
» l'entonnoir dans lequel vous avez introduit le gaz;
» passez ce vase peu profond au-dessous de l'entonnoir;
» soulevez alors hors de la cuve, ce vase plein d'eau avec
» l'entonnoir, aussi rempli et renversé qu'il supporte;
» transportez tout cet apareil sous le récipient de la
» machine pneumatique de *Boyle*, et faites le vide.
» Lorsque l'air aura été épuisé en partie, le gaz ren-
» fermé dans l'appareil se dilatera dans l'intérieur du
» verre, et s'échappera en grande partie à travers l'eau
» qui baigne le pied du vase; lorsque vous aurez fait le
» vide aussi complet que possible, donnez de nouveau

» accès à l'air sous le récipient, et vous verrez l'eau qui
» entoure le vase dans lequel est le gaz, être poussée en
» haut par la pression de l'atmosphère et remplir le vase
» presque complétement. » Car le gaz qui reste dans le
vase de verre ne remplira plus qu'une petite portion du
tube ; et cependant, le peu de gaz, lorsqu'il était presque
entièrement soustrait à la pression atmosphérique, occupait toute la capacité du vase, et soutenait la pression
de l'eau qui l'entourait dans le vase inférieur, et de l'air
que l'on n'avait pu enlever entièrement dans le récipient.

Si vous mesurez donc la capacité de ce vase de verre
en l'emplissant d'eau goutte à goutte, et si vous com-
parez cette capacité avec les divisions du tube que remplissait le gaz restant, vous connaîtrez de combien ce
gaz s'était dilaté ; la mesure de la dilation du gaz sera en
rapport avec la différence du niveau de l'eau dans l'appareil comparé dans les deux conditions de l'expérience.

Après avoir répété souvent ces essais, je regarde
comme prouvé que ce gaz se dilate de plus de 200 fois
son volume, et si on avait pu soustraire la pression de
l'eau qui baignait le pied de l'appareil, la dilatation du
gaz eût été d'environ 400 fois son volume primitif. L'air
atmosphérique, placé dans les mêmes circonstances, ne
se dilatera point davantage que ce gaz. Il faut avoir
attention, dans ces expériences, de faire presser une
égale quantité d'eau sur le gaz dont on veut mesurer la
force élastique, et de faire le vide également pour l'un
et pour l'autre. (*Cette expérience est figurée dans la
seconde édition latine de Mayow, table 5, fig. 5.*)

Notons aussi en passant que j'ai fait cette expérience
sur de l'air qui avait servi à la respiration des animaux
et à la combustion d'une bougie, et que le gaz qui restait

était aussi doué de force élastique, qu'il se dilatait comme tous les autres gaz.

Ce gaz ne parait point être de l'air.

Quoique le gaz qui est le résultat de l'effervescence que j'ai décrite plus haut soit doué d'une force élastique égale à celle de l'air commun, il ne s'ensuit pas cependant que ce gaz soit réellement de l'air, et qu'il contienne des atomes vitaux et ignés; car l'air, dans lequel un animal a respiré ou une bougie a brûlé, est doué aussi d'une force élastique comme l'air pur, et cependant il ne contient point d'atomes nitro-aérien et vitaux.

Pour constater si ce gaz que j'avais formé était propre à soutenir la vie, je pris un rat que je renfermai dans une souricière convenable, et je le plaçai dans la partie supérieure d'une cloche renversée sur l'eau; je fis plonger dans l'eau cette cloche qui contenait l'animal, de manière à mettre le plan inférieur de la souricière de niveau avec l'eau de la cuve; résultat que l'on obtient facilement à l'aide du syphon recourbé que j'ai décrit dans le chapitre VII. — Les choses doivent rester dans cet état jusqu'à ce que l'animal meure; observant avec soin le temps qui s'est écoulé entre l'introduction de l'animal dans cet appareil et l'époque de sa mort. Je retirai l'animal mort et je lui substituai un rat vivant; je fis en même temps passer dans la cloche une quantité d'air égale à celle qui avait été employée dans la première expérience; j'ajoutai en outre à cet air une quantité du gaz dont j'ai parlé (*gaz deutoxyde d'azote*), double ou triple du volume d'air atmosphérique que contenait déjà l'appareil; j'attendis alors que l'animal expirât, mais il ne vécut pas beaucoup plus longtemps dans cette seconde expérience et au milieu de ce mélange, que le premier rat n'avait vécu dans la première, lorsque l'air qu'il respirait était pur, sans mélange. Or, si ce gaz était réellement de l'air propre au soutien de la vie, le rat de la seconde expérience devait vivre un temps double du temps qu'avait vécu le premier.

Et cependant, il est vraisemblable que ce gaz (*deutoxyde d'azote*) a une grande ressemblance avec l'air atmosphérique ; car le fer est composé de parties rigides, l'esprit de nitre contient des atomes nitro-aériens élastiques, le gaz qui résulte de la combinaison de ces deux corps, ne doit pas beaucoup différer de l'air atmosphérique, qui contient aussi des parties rigides et des *atomes nitro-aériens*.

———

Le dixième chapitre du livre de *Mayow* est employé à expliquer comment le feu se propage ; et pourquoi la flamme s'élève en pointe : (*quâ ratione ignis propagatur, item cur flamma in acumen assurgit.*)

Le onzième chapitre traite de la trombe marine (*de vortice aereo, sive aquæ marinæ ascensu in altum anglicè et spont.*). — Ces deux chapitres, très-obscurs dans leurs doctrines, n'offrent rien qui me paraisse digne d'intéresser le lecteur, et j'ai cru devoir les supprimer dans la traduction

CHAPITRE XII.

DE LA LUMIÈRE ET DES COULEURS.

***

J'ai traité antérieurement de l'esprit de nitre-aérien, considéré comme cause de la combustion ; il me reste à dire quelques mots sur la lumière, fille propre, et effet admirable de toute flamme. On ne peut admettre que les rayons de la lumière soient les effluves d'une flamme tenue qui, émanés d'un corps lumineux, parviendraient jusqu'à l'œil du spectateur ; car qui jamais admettra que des corpuscules ignés, puissent être transportés en un instant du soleil à la surface de la terre ? Il est encore moins probable que des particules de feu puissent émaner en assez grande quantité du moindre flambeau pour éclairer tout l'espace environnant.

Admettons donc avec *Descartes*, que la lumière est simplement l'effet d'un mouvement ou d'une impulsion qui se transmet, sans aucun retard, à une très-grande distance. Certes, les lois du choc et du mouvement ne dérogent point aux lois que l'on observe dans la propagation de la lumière : par la nature, le mouvement cesse bientôt si la force d'impulsion est supprimée ; et la lumière et le mouvement se transmettent également en ligne droite. De même que le choc, dans les corps solides, se propage en un instant aux plus grandes distances ; de même aussi la lumière se transmet à travers son milieu ; comme le choc imprimé à l'extrémité d'une poutre se perçoit en un instant à l'autre extrémité, même très-éloignée.

DES COULEURS.

La doctrine de Mayow sur les couleurs est peu claire. Il avance d'abord que les couleurs ne sont pas le résultat de la réflexion des divers rayons de la lumière, comme ses contemporains le croyaient déjà. Les raisons qu'il apporte pour soutenir son opinion paraissent peu satisfaisantes et sont exposées avec peine ; il substitue une hypothèse à la doctrine admise qu'il croit avoir détruite, et il pense que la coloration et les images des corps sont dues au mouvement d'un milieu particulier qui n'est pas la lumière. — Il remarque ensuite que les corps noirs s'enflamment plus facilement par les rayons du soleil que les corps blancs. L'explication qu'il donne de cette particularité est obscure et insuffisante.

Le chapitre treizième est consacré à l'histoire de la foudre ; ce chapitre apprend peu de choses. L'auteur résume ses idées sur la formation du tonnerre dans ces lignes que je transcris telles qu'elles se trouvent dans l'original : « Quò autem intelligatur, quid de fulmine » sentio, imprimis arbitrari fas sit tonitrua ex eo oriri, » quòd nubes superiores condensatæ conglaciatæque, » cum impetu et fragore in inferiores corruant ; prout » ab ingeniosissimo *cartesio* ostensum est. » — Il signale aussi un fait remarquable en passant ; c'est que le tonnerre a quelquefois mis en fusion une lame d'épée dans sa gaîne, cette dernière restant intacte

CHAPITRE XIV.

Je vais traduire le quatorzième chapitre en entier, il porte ce titre : *De l'effervescence de la chaux vive, et de la combinaison des sels contraires.*

Quelle est l'origine de la chaleur que produit la chaux lorsque l'on verse de l'eau dessus ?

A la suite de mes recherches sur l'esprit de nitre aérien, considéré comme soutien de la combustion et de la chaleur, il ne sera pas hors de propos de traiter de la chaux vive. On sait que, lorsque l'on verse de l'eau sur ce corps, il se développe de la chaleur. *Le docteur Willis,* en traitant de la chaleur produite par la chaux vive, a soutenu, dans son Traité sur la fermentation, que des particules ignées s'introduisaient dans la pierre à chaux pendant la longue calcination de ce corps ; que ces particules étaient retenues dans le tissu compacte de cette pierre, même après la calcination ; qu'ensuite elles étaient chassées hors du lieu où elles s'étaient introduites par l'eau que l'on versait sur la chaux ; et selon lui, la chaleur était le résultat de ce mouvement de déplacement. Mais je ne puis admettre que des particules de feu puissent se fixer ainsi dans la chaux vive, car le tissu de ce corps, trop lâche et trop poreux, ne peut retenir des atomes aussi subtils que le sont les atomes nitro-aériens ; et quand même des particules ignées existeraient dans la chaux vive, comment se ferait-il que l'eau projetée sur ce corps dégageât de la chaleur ? Car l'eau, par sa nature, est propre à éteindre le feu et à arrêter le mouvement qui se manifeste dans un corps qui brûle, et n'est pas le moins du monde apte à augmenter ou à provoquer la chaleur et ce mouvement.

Il faut donc penser que les atomes nitro-aériens et ignés n'existent pas simplement, et par eux-mêmes, dans la chaux vive, mais se trouvent combinés étroite- ment avec un sel [1], et que la chaleur, développée par l'aspersion de l'eau, est le résultat de la combinaison de deux sels contraires, un acide sans doute et un alcali que la chaux contient; acide et alcali qui, en réagissant l'un sur l'autre mutuellement, produisent la chaleur.

Cette chaleur pouvait provenir de la combinaison d'un acide et d'un alcali.

Il faut admettre qu'un corps alcalin existe dans la chaux vive; car, si vous jetez de la chaux vive dans une liqueur acidule, dans de l'eau, par exemple, à laquelle on a ajouté de l'huile de vitriol; cette eau sera bientôt privée de toute son acidité. En d'autres termes, l'alcali de la chaux absorbera aussitôt et détruira l'acide du vitriol qui lui est contraire.

On démontre qu'il existe un alcali dans la chaux vive.

Enfin, si, après avoir fait éteindre de la chaux vive en versant dessus un peu d'eau, vous faites sécher cette chaux éteinte, et la mettez en contact avec l'esprit de vitriol; l'action de ces deux corps l'un sur l'autre développera une chaleur et une effervescence assez remarquable, indice encore manifeste qu'un alcali se trouve dans la chaux. Car, dans ce cas, la chaleur qui se développe dans la chaux que l'on a eu soin d'éteindre d'abord, ne procède pas de l'humidité que renferme l'esprit de vitriol, mais tient à l'effervescence qui est le résultat de la combinaison d'un acide avec un alcali.

[1] Les anciens chimistes appelaient *sels*, les alcalis et les corps, résultats de la combinaison d'un acide et d'un alcali. (*Voyez les travaux de Homberg dans les Mémoires de l'Académie des sciences de Paris,* dans les années 1696 ou 1701.

Enfin, du soufre cuit dans l'eau qui a servi à éteindre la chaux vive, se dissout comme dans une liqueur alcaline; mais si, à cette dissolution, vous ajoutez de l'esprit de vitriol (*acide sulfurique*) ou toute autre liqueur acide, le soufre sera précipité aussitôt en dégageant une odeur fétide. — Il est donc constant que la dissolution du soufre dans l'eau de chaux est le résultat de l'action du corps alcalin que la chaux contient; c'est ce qui explique pourquoi les acides que l'on ajoute à cette dissolution en précipitent le soufre.

— J'ajoute encore que, si vous jetez de la chaux vive dans une dissolution de sel ammoniac, l'alcali de la chaux absorbera tout l'acide que contient le sel ammoniac, et l'ammoniac pur se volatilisera, car il sera délié de ses liens salins (*à vinculis salimis soluto*); il se répandra dans l'air, tout comme si, au sel ammoniac, vous aviez mêlé du sel de tartre fixe (*tartrate de potasse*). Tous ces faits démontrent que la chaux vive et que l'eau de chaux contiennent un alcali; ce que confirme aussi l'autopsie (*ipsa autopsia*), car il est d'observation vulgaire que le sel de nitre, qui contient certainement un alcali, exsude des murs récemment blanchis par la chaux, et adhère à leurs parois.

— On trouve en outre un acide dans la chaux, cela se prouve par les expériences suivantes : Si à de l'eau de chaux vous mêlez la dissolution d'un sel fixe (*d'un alcali*), une précipitation aura bientôt lieu dans ce mélange, et l'eau de chaux deviendra laiteuse, ce qui n'aurait point lieu si la chaux ne contenait point un acide. En outre, l'eau de chaux versée sur un sel volatil quelconque, le fixe et le convertit en une chaux insoluble, comme l'a remarqué le *savant Zwelfer;* et il est assez prouvé que les alcalis volatils ne deviennent fixes que par l'action d'un acide. Remarquez encore que, si vous jetez abondamment de l'eau de chaux dans du lait qui a bouilli, ce lait se coagulera tout comme si on l'avait mélangé avec un acide.

Par là, il est donc prouvé, je pense, que deux sels opposés existent dans la chaux ; il reste maintenant à rechercher d'où ces sels divers tirent leur origine. Quant à l'alcali de la chaux, il ne peut s'engendrer que dans la terre ; et comme au sein du globe sont déposées les semences des sels fixes (*alcalis*), je l'ai démontré plus haut, de même ces éléments peuvent se retrouver dans les coquilles, la craie et les pierres ; j'en ai pour preuve l'effervescence que la plupart de ces corps font avec les acides.

Quant à l'origine de l'acide de la chaux, il faut croire que ce corps se forme par l'action des atomes nitro-aériens et ignés, qui se développe dans la longue calcination de la pierre à chaux. Car de même que l'esprit acide du soufre (*acide sulfurique*) est produit par les atomes du soufre auxquels viennent se joindre des atomes nitro-aériens (*oxygène*), de même aussi, vraisemblablement, les atomes nitro-aériens du feu, pendant la longue calcination de la pierre à chaux, se combinent avec certains atomes fixes des pierres qu'ils convertissent en acide.

Étudions maintenant comment il se fait que des substances opposées, telles que l'acide et l'alcali que contient la chaux vive, n'ont point d'action l'une sur l'autre, à moins que l'on ne verse de l'eau sur la chaux. Il est vraisemblable, selon moi, que l'acide de la chaux vive sort de la calcination prolongée tellement âcre et plein de feu, qu'il devient inapte à se combiner avec les alcalis, jusqu'à ce que sa force trop grande ait été diminuée par

Pourquoi l'acide et l'alcali de la chaux, corps opposés, ne font effervescence que lorsqu'on les arrose avec de l'eau.

l'addition de l'eau, et pour ainsi dire tempérée ; il n'est pas rare, en effet, de rencontrer des menstrues salines tellement corrosives, qu'elles ne peuvent dissoudre ni attaquer aucunement les métaux qui sont d'une nature très-semblable à celle des alcalis fixes ; il faut, avant qu'elles produisent cet effet, diminuer la force trop active de ces dissolvants en les mélangeant avec l'eau.

En outre, l'acide de même que l'alcali de la chaux vive, deviennent bien plus actifs par la présence des atomes ignés qui se fixent dans leur tissu pendant la calcination. *Car il faut remarquer que les atomes nitro-aériens* (atomes d'oxygène), *ne sont contraires ni aux acides ni aux alcalis : la combinaison de ces atomes avec les acides et les alcalis augmente, au contraire, la force de ces deux sortes de corps.* Or, comme les atomes nitro-aériens existent abondamment dans les deux substances qui composent la chaux, il peut se faire que l'affinité des atomes nitro-aériens pour les atomes qui sont de la même nature qu'eux, et leur médiation suffise pour maintenir la conciliation entre ces deux substances contraires, l'acide et l'alcali, de sorte que ces deux corps ne peuvent point agir l'un sur l'autre. Mais, si vous ajoutez de l'eau, vous atténuez la force des atomes nitro-aériens ; leur affinité pour les atomes de même nature qu'eux-mêmes se trouve en partie détruite ; et voilà pourquoi les substances opposées que contient la chaux n'agissent l'une sur l'autre et ne font effervescence que lorsque ces substances ont été mises en dissolution dans l'eau.

Mais ici se présente une difficulté, si deux substances contraires (un acide et un alcali) existent dans l'eau de chaux, comment se fait-il que ces corps, qui sont en opposition l'un envers l'autre, restent en équilibre de force dans l'eau de chaux après la lutte qui s'est manifestée au moment de l'extinction de la chaux ? car ni l'un ni l'autre de ces corps n'est tout à fait détruit, puisque tous deux remplissent les fonctions propres et individuelles que leur a assignées la nature, comme je l'ai démontré plus haut. Et cependant, dans d'autres cas, des alcalis et des acides mêlés ensemble succombent tous deux dans leur combinaison après avoir déployé des forces égales dans leur lutte réciproque, ou bien un de ces corps prédomine sur l'autre qu'il terrasse et vainc complétement.

Je dirai, à cette occasion que, vraisemblablement, dans l'eau qui a servi à éteindre la chaux, l'acide et l'alcali combinés entre eux sont changés en un troisième corps ; mais cet acide et cet alcali se trouvent dans un état tel, que ni l'un ni l'autre ne peut détruire et neutraliser les forces de son adversaire. Pour faire mieux comprendre ce que j'avance, je crois qu'il sera bon d'exposer brièvement la théorie de la combinaison des acides et des alcalis entre eux et avec les autres substances.

DE LA COMBINAISON DES SELS CONTRAIRES (ACIDES ET ALCALIS) ET DE LEUR PRÉCIPITATION.

51. Remarquez d'abord que bien que les acides, en se combinant avec les alcalis, forment un corps neutre, cependant ces corps ne se détruisent pas mutuellement, comme le vulgaire le pense ; soit, pour exemple, la combinaison de l'esprit acide du sel commun (*acide hydrochlorique*) avec le sel volatil (*ammoniac*), qui a les mêmes propriétés qu'un alcali. Quoique dans ce mélange, ces corps paraissent se détruire, il est cependant possible d'en faire la séparation sans altérer aucunement les pro-

priétés de chacun d'eux. Cela a lieu lorsque l'on distille du sel de tartre (*tartrate de potasse*) avec le sel ammoniac ou tout autre alcali volatil combiné avec un acide; dans cette expérience, tout l'acide que contient le sel ammoniac se combine avec l'alcali fixe du tartre (*tartrate de potasse*), l'alcali volatil qui forme en partie le sel ammoniac se volatilise et prend la forme de gaz qu'il avait avant sa combinaison. — La raison de ce phénomène est que l'acide du sel ammoniac a plus d'affinité pour l'alcali fixe que pour l'alcali volatil; il résulte de là qu'il doit abandonner aussitôt l'alcali volatil pour se combiner plus intimement avec l'alcali fixe. Mais si vous combinez de l'huile de vitriol (*acide sulfurique*) avec du sel de tartre (*tartrate de potasse*), ces deux corps ne peuvent plus se séparer. Ce fait n'a point lieu parce que ces corps se détruisent mutuellement, mais parce qu'il n'y a aucun corps au monde qui ait plus d'affinité pour un de ces deux corps qu'il n'en ont l'un pour l'autre, et parce qu'aucun corps ne peut se combiner plus intimement qu'ils ne le font.

Ainsi les acides abandonnent les alcalis volatils, pour se combiner plus intimement avec l'alcali fixe du tartre (*oxyde de potassium*), pour qui ils ont plus d'affinité; mais aussi il n'est pas douteux pour moi que les alcalis fixes ont une affinité élective pour un acide particulier, de sorte que leur combinaison avec cet acide est la plus intime qu'ils puissent contracter.

Je vais éclairer cette doctrine par un exemple : si vous versez de l'huile de vitriol (*acide sulfurique*) sur du nitre (*nitrate de potasse*), qui est composé d'un alcali et d'un acide volatil (comme je l'ai démontré plus haut), l'alcali du nitre quittera bientôt son acide propre, et se combinera avec l'acide du vitriol (*acide sulfurique*) pour qui il a plus d'affinité. De sorte que l'acide nitreux, après l'addition de l'acide vitriolique, est dit avec raison précipité de sa combinaison avec l'alcali. La raison de ce phénomène est dans ce fait : si vous distillez du nitre mêlé avec de l'huile de vitriol, l'esprit ou l'acide du nitre passera à l'aide d'une faible chaleur dans le récipient condensateur; et cependant dans toute autre circonstance, cet acide du nitre ne se volatisera qu'à un feu très-violent; mais comme, dans cette expérience, l'acide volatil du nitre est chassé de sa combinaison avec l'alcali par l'acide vitriolique, qui est moins volatil, il en résulte que l'acide du nitre déjà dégagé de sa combinaison avec l'alcali, se volatisera sous l'effet d'une chaleur qui n'est guère plus forte que celle nécessaire pour la rectification de l'esprit de nitre pur (*acide nitrique*). Mais, dans toute autre circonstance, le même esprit de nitre demandera une chaleur beaucoup plus grande, pour se dégager par la distillation de l'alcali auquel il est joint, et qu'il n'abandonnera alors qu'avec peine.

L'acide du nitre est volatil.

Voilà aussi ce qui explique pourquoi la masse qui reste dans la retorte après cette distillation, est tout à fait semblable au tartre vitriolé (*sulfate de potasse*); et peut très-bien remplacer ce dernier corps, car l'alcali du nitre (*potasse*) ne diffère pas du sel de tartre (*tartrate de potasse*), et cet alcali combiné avec l'huile de vitriol (*acide sulfurique*) donnera naissance à un sel qui ne sera pas franchement acide (*acido falsum*) peu différent du tartre vitriolé (*sulfate de potasse*).

Ces corps (*les acides et les alcalis*) n'ont point seulement de l'affinité entre eux, mais ils se combinent aussi avec d'autres corps qu'ils abandonnent, lorsqu'on leur offre une substance pour qui ils ont plus d'affinité. Ainsi, par exemple, tout acide se combine de suite avec les

Les acides ont de l'affinité pour les métaux.

métaux, et forme avec eux un vitriol. Mais, si vous dissolvez ces vitriols dans l'eau, et si vous versez dans cette dissolution du sel de tartre (*tartrate de potasse*), l'acide de ces vitriols se combinera bientôt avec le sel de tartre, et précipitera au fond du vase le métal dégagé de sa combinaison avec l'acide.

Comme les acides se combinent avec les métaux, de même les alcalis se combinent avec le soufre; si cependant vous faites dissoudre dans l'eau un alcali combiné au soufre, et si ensuite vous versez un acide quelconque dans cette solution, l'alcali se combinera aussitôt avec l'acide et le soufre, sera expulsé de sa combinaison avec l'alcali; il s'échappera sous forme de gaz en se manifestant par l'odeur fétide qui lui est particulière, comme cela arrive lorsque du soufre, après avoir été dissous dans une lessive alcaline, est précipité par l'addition d'une liqueur acide.

Le soufre ne se combine pas seulement avec les alcalis, il se combine aussi avec les métaux, pour qui il a de l'affinité : remarquons cependant que les métaux se comportent avec le soufre comme le font les alcalis ; ils abandonnent le soufre pour se combiner avec les acides avec lesquels on les met en contact. Ainsi, par exemple, si vous versez un acide tel que l'eau forte (*acide nitrique*) sur un métal combiné avec le soufre (*sulfure métallique*), l'antimoine, par exemple, (*sulfure d'antimoine*) ; et si ensuite vous chauffez ce mélange, le soufre se volatisera en quantité assez grande, et proportionnée à la quantité de soufre que l'acide pourra déplacer en se combinant avec le métal.

Enfin, de même que les métaux abandonnent leur soufre propre pour se combiner avec les acides, de même le soufre abandonne les métaux avec qui il est uni, pour se combiner plus intimement avec les alcalis. Si en effet vous faites bouillir dans une lessive forte, un métal très-chargé de soufre tel qu'est l'antimoine (*stibium*), par exemple, le soufre qui est combiné se dissolvera dans cette lessive, parce que le soufre a plus d'affinité pour l'alcali contenu dans la lessive que pour le métal. Du reste ce soufre extrait du métal sera aussi précipité de sa combinaison avec l'alcali de la lessive par l'addition d'un acide.

Notons ici que bien que le soufre se comporte envers les alcalis et les métaux comme le ferait un acide, et bien qu'il puisse être précipité de ses combinaisons par ces deux genres de corps, il ne faut cependant pas croire qu'un acide semblable à l'huile de soufre *per campanam* (*acide sulfurique*) soit contenu dans le soufre pris en masse ; et que c'est par l'intervention de cet acide que les alcalis se combinent avec le soufre. Car, si vous dis-solvez dans l'eau un corps, résultat de la combinaison d'un alcali avec le soufre (tel est le foie de soufre par exemple (*sulfure de potassium*), et si à cette dissolution vous ajoutez de l'huile de soufre (*acide sulfurique*), le soufre se précipitera immédiatement, et abandonnera l'alcali auquel il était combiné : or, si la combinaison du soufre avec l'alcali dépendait de l'existence d'un acide que contiendrait le soufre, l'acide ou l'huile de soufre ajouté en second lieu ne pourrait point rompre cette combinaison. Bien plus, si un tel acide existait dans le soufre, il s'opposerait à la combinaison du soufre avec les alcalis, puisque tous les acides, mais surtout un acide corrosif comme est l'huile de soufre, ont pour propriété de précipiter le soufre de ses combinaisons avec les al-calis. J'ajouterai en outre que les acides font toujours effervescence, et développent toujours une chaleur notable lorsqu'ils se combinent , soit avec les alcalis , soit avec les métaux ; or, ce phénomène n'a point lieu dans la combinaison du soufre avec ces deux sortes de corps, et il est constant que la combinaison du soufre avec un alcali n'est point le résultat d'une opposition mutuelle qui se manifesterait entre ces deux corps, mais c'est bien plutôt le produit de leur affinité mutuelle, comme je l'ai démontré plus haut.

Il ne faut pas, dans les formules médicales, prescrire témérairement des substances contraires.

52. Je demande encore la permission d'observer ici, qu'il ne faut pas, dans une formule médicale, mélanger des sels de divers genres, sans prendre de grandes précautions, car l'efficacité d'un médicament peut détruire l'action physiologique d'un autre médicament, et il peut se faire qu'après le mélange un sel ait complétement changé sa nature primitive. Par exemple, quand les obstructions ou la diminution de la fermentation du sang indiquent l'usage du fer, je crois qu'il est convenable alors de mêler le sel d'absinthe (*carbonate de potasse*), ou tout autre sel produit d'une lessive (*sal lixiviale*) au vitriol ou au safran de mars apéritif, car, tandis que ce médicament se dissout dans l'estomac, l'acide que contient le vitriol de mars (*sulfate de fer*) s'empare aussitôt du sel de lessive (*carbonate de potasse*), et la partie métallique de ce vitriol chassé de sa combinaison avec l'acide se précipite sous forme de colcothar (*oxyde de fer*), ou de safran de mars astringent [1]. Mais il ne sera jamais précipité sous forme de safran de mars apéritif [2], car la décomposition a lieu comme si l'acide du vitriol employé était chassé par la chaleur ; après cet effet, le métal qui reste ne peut-

---

[1] Peroxyde de fer combiné avec le gaz acide carbonique (*carbonate de fer*). Voy. Thompson, tom. 1, pag. 425 ; et tom. 2, pag. 594.

[2] Ferrum ex vitriolo praecipitatum.

Spielmann pharmacopea

être que du colcothar, ou du safran de mars astringent, et il est de fait aussi que le sel de lessive (*carbonate de potasse*), mêlé au vitriol comme je l'ai dit, change entièrement aussi de propriétés en s'associant à l'acide de ce vitriol.

53. Je vais démontrer le rapport qui lie la doctrine que j'expose avec mes opinions déjà émises. On trouve dans l'eau de chaux deux corps contraires, qui sont unis aussi intimement que leur affinité mutuelle le permet ; la preuve en est que l'un et l'autre de ces corps se combinera immédiatement avec toute autre substance pour qui il aura plus d'affinité.

Les sels contraires de la chaux vive ne peuvent point se combiner plus intimement.

Il est manifeste en effet que l'acide de la chaux abandonne l'alcali auquel il est allié dans ce corps, pour se combiner plus intimement avec le sel de tartre ; car, si vous ajoutez du sel de tartre à l'eau dans laquelle de la chaux a été éteinte, un précipité se manifestera aussitôt, et l'eau de chaux sera troublée et laiteuse ; voici la raison de ce phénomène : quoique l'acide de la chaux soit neutralisé jusqu'à un certain point par l'alcali auquel il est joint dans ce corps, cependant les forces de cet acide ne sont point annihilées à ce point, qu'il ne puisse encore dissoudre une faible partie de la pierre à chaux, et même fixer des sels volatils comme le font des acides ; si donc vous mêlez du sel de tartre à l'eau de chaux, l'acide de la chaux se combinera plus intimement au sel de tartre, pour qui il a plus d'affinité, et les forces de ces deux corps, après leur combinaison, se détruiront mutuellement, de sorte que la chaux ne pourra plus être dissoute par son acide qui aura été détruit, et elle se précipitera au fond du vase avec les corps salins avec lesquels elle se sera combinée.

Par la même raison, l'alcali, ou plutôt le sel ignéo-vo

latil de la chaux abandonnera aussitôt l'acide auquel il
est uni, pour se combiner plus intimement avec l'esprit
acide du vitriol (*acide sulfurique*), pour qui il a plus d'affinité ; en voici la preuve : si dans l'eau de chaux vous
faites dissoudre du soufre, et si à cette dissolution vous
ajoutez de l'esprit de vitriol, le soufre se précipitera immédiatement avec une odeur fétide ; car, bien que l'alcali de la chaux se combine avec l'acide du même corps,
en produisant de l'effervescence et en développant une
chaleur remarquable, cependant ce même alcali n'en
abandonnera pas moins bientôt l'acide auquel il est uni,
pour se combiner plus intimement avec l'acide du vitriol, et les forces de ces deux corps seront tellement at-
ténuées dans cette combinaison, que le sel résultant de
l'union de l'alcali de la chaux avec l'acide vitriolique, ne
pourra dissoudre le soufre, comme le faisaient l'un et
l'autre corps avant leur combinaison. Quant à l'union de
l'alcali de la chaux avec l'acide du même corps, elle est
prouvée par la chaleur que ces deux corps contraires développent dans l'eau de chaux, et par d'autres raisons
que j'exposerai plus bas.

Le même effet a lieu pour le sel ammoniac ; dans ce
sel, un acide est combiné avec un alcali, et cependant
cet acide n'est point neutralisé complétement par l'alcali volatil auquel il est joint, car il peut encore dissoudre le fer comme le font les acides et le convertir en vitriol ; et cependant tout autre alcali avec l'acide du sel
ammoniac détruit l'affinité de cet acide pour les autres
corps, et cet acide ne peut dissoudre le fer. C'est le
même phénomène qui s'offre dans l'eau de chaux vive :
dans ce liquide en effet, les propriétés de l'acide et de
l'alcali ne sont pas détruites entièrement par leur combinaison, il reste encore à chacun de ces corps une partie

de la puissance que lui a départie la nature, aussi l'alcali
de cette eau de chaux peut dissoudre le soufre , comme
l'acide peut fixer et détruire les alcalis volatils; je l'ai démontré plus haut.

Pour comprendre la raison de ce fait, remarquons que
si l'on combine un corps déjà allié en partie et saturé par
un corps opposé , avec une autre substance pour qui il a
plus d'affinité, aucune effervescence ou chaleur ne se
manifestera dans cette dernière combinaison , comme
cela aurait lieu dans une combinaison simple de ces
deux corps entre eux. Ainsi, pour me servir d'un exemple, l'huile de vitriol se combine avec tous les métaux en
faisant effervescence (soit, pour preuve de ce que j'a-
vance, la dissolution du fer dans l'huile de vitriol); or, si
à cette dissolution on ajoute l'alcali du tartre (potasse),
quoique l'acide du vitriol , dans ce cas , se combinera
avec l'alcali du tartre, et précipitera le métal délivré de
son acide , cependant il ne se manifestera aucune effervescence ou chaleur dans cette double décomposition ;
la même chose arrivera lorsque le sel de tartre (*tartrate
de potasse*) sera mêlé à la dissolution du sel ammoniac
(*hydrochlorate d'ammoniac*); dans ce dernier cas l'alcali
du tartre absorbe, sans faire effervescence, tout l'acide du
sel ammoniac.

Par la même raison l'alcali qui existe dans l'eau d'extinction de la chaux vive , se combine avec l'huile de
vitriol que l'on verse dans ce liquide, et ne produit aucune effervescence. L'alcali de la chaux est déjà antérieurement saturé par son acide propre ; on voit par là
qu'il est prouvé que l'eau de chaux contient deux corps
contraires qui sont combinés ensemble , puisque l'alcali
que contient cette eau peut se combiner avec tout autre acide, de même que l'acide de cette eau peut se com-

biner avec un alcali volatil, sans produire d'effervescence ou de la chaleur dans aucun cas.

Pourquoi les liquides deviennent troubles, lorsque l'on précipite quelque corps de leur dissoltion.

Pour qu'un précipité soit apparent dans une dissolution, et pour que cette dissolution soit troublée, il est indispensable que le corps précipité soit opaque et non transparent; il doit remplir les pores du liquide pendant qu'il gagne le fond du vase, et les obstruer à tel point, que les rayons lumineux ne puissent plus traverser ces espaces vides. C'est ce qui a lieu dans la précipitation du fer et de tout autre métal), car, lorsque le fer est précipité d'une dissolution acide, ce corps n'est plus translucide, mais il reprend son premier état solide et opaque; ainsi le fer, en se précipitant au fond du vase, obstrue les pores du liquide et le trouble.

Mais si le précipité n'est jamais à l'état opaque, s'il est toujours transparent ou soluble dans le liquide, alors la liqueur dans laquelle on a opéré une précipitation ne sera jamais troublée. Ainsi, si, à une dissolution de sel ammoniac, on ajoute de l'huile de tartre par *deliquium* (*tartrate de potasse en déliquescence*), bien que l'alcali du tartre (*potasse*) absorbera tout l'acide du sel ammoniac, et que l'alcali volatil sera précipité de sa combinaison saline, cependant le liquide ne sera aucunement troublé, parce que cet alcali volatil, en se précipitant, se dissout dans la liqueur, et n'obstrue point ses pores. Pareillement, lorsqu'un acide est précipité de sa combinaison avec un alcali, par un autre acide qui a plus d'affinité pour cet alcali (comme cela arrive par exemple pour le nitre, dont l'alcali, qui forme une des parties constituantes de ce sel, abandonne l'acide nitrique pour se combiner avec l'huile de vitriol), quoique cet acide nitrique soit précipité de sa combinaison avec l'alcali, auquel il était uni, cependant le liquide n'est jamais troublé dans ce cas, parce que cet acide, qui gagne le fond du vase, n'est point opaque, mais est soluble, et par conséquent transparent et imperceptible,

Notons aussi que la chaux vive mêlée à la lessive des cendres, rend cette dernière plus puissante et plus active; et cependant dans l'eau de chaux existe un acide contraire à l'alcali que contient la lessive, car l'addition de l'alcali tiré des cendres à l'eau de chaux occasionne un précipité dans cette dernière.

Il est probable que dans ce cas l'alcali de la lessive (la potasse) s'empare de l'acide de la chaux, et le neutralise; de sorte que l'alcali que contient la chaux devient libre; cette liberté augmente beaucoup sa puissance, et l'eau de lessive qui contient cet alcali libre de la chaux, devient très-mordante et caustique; sa puissance est plus grande que celle du feu [1].

Pourquoi la chaux vive ajoutée à la lessive rend cette dernière très-active

[1] Voyez sur cette théorie le chapitre sur la potasse, tome 2 de la *Chimie de Thompson*, pag. 45. Histoire de la potasse caustique. Traduction de *Riffault*. La Théorie de *Meyer*, publiée en 1764, est semblable à celle de *Mayow* ou à peu près, et on trouve dans ces quelques lignes de *Mayow* les bases de la théorie de *Black* sur la cause de la causticité, et l'idée principale de l'hypothèse de *Meyer* sur le même phénomène.

CHAPITRE. XV.

DES EAUX TERMALES DE BATH [1] ET DE L'ORIGINE DES FONTAINES.

54. Il faut compter les eaux de *Bath* parmi les eaux minérales les plus célèbres ; un feu sacré tel que celui des vestales les chauffe constamment.

Avant d'expliquer comment ces eaux s'échauffent, je crois devoir rechercher quelles sont les matières que ces eaux contiennent.

Les eaux de *Bath* contiennent un acide, car, si on mêle à ces eaux un alcali fixe ou volatil, il se forme aussitôt un précipité, elles deviennent troubles et laiteuses. En outre, le lait chaud se caille par l'addition de ces eaux, comme il le fait par l'addition des acides.

Des substances que contiennent les eaux de Bath.

Cet acide des eaux thermales n'est point cependant

[1] Les eaux de *Bath* sont composées :

d'eau.	15360
d'acide carbonique.	39,33 centim. cubes
de carbonate de chaux. . . .	1,6
de carbonate de fer.	0,004
d'hydrochlorate de soude. . . .	6,6
de sulfate de soude.	3,
de sulfate de chaux.	18,

Philips, phil. mag. **XXIV**, 342.

pur, mais il est combiné avec un alcali ; car, si l'on fait évaporer ces eaux jusqu'à siccité, on trouve au fond du vase un sel fixe qui fait effervesence avec les acides. La matière animale et le sable qui s'échappent de ces sources mêlées à l'eau, offrent aussi ce même caractère ; car, si l'on verse sur ces substances un acide, l'on observe une ébullition remarquable. Notons aussi qu'une matière saline, une terre calcaire adhère partout à l'intérieur des canaux dans lesquels cette eau coule.

D'après cela, on peut dire que les eaux de Bath contiennent un sel, et que ce sel ressemble assez au tartre vitriolé (*sulfate de potasse*) ou au sel alumineux.

Je ne crois point qu'il existe du nitre ou du soufre dans les eaux de *Bath*, comme on le pense vulgairement

Il n'y a point de nitre dans ces eaux, car, si vous jetez sur des charbons le résidu de l'évaporation de l'eau des bains, ce résidu ne déflagrera pas, comme le fait le nitre ; mais je ne nierai point que, si on exposait la matière animale et le sable que contiennent ces eaux quelque temps à l'air libre, ces substances ne puissent se convertir en nitre par l'action de l'air.

Quant au soufre, dont on admet l'existence dans ces eaux, comme presque dans toutes les eaux minérales, je crois qu'il ne s'en trouve point. En effet, si vous ajoutez à ces eaux thermales une dissolution d'alun ou de vitriol, ou tout autre sel acide ou fixe, vous ne verrez jamais le soufre se précipiter avec une odeur fétide, ou en se dénotant par tout autre indice. C'est cependant ce qui se passe dans la dissolution du soufre par l'eau de chaux ou la lessive ; le soufre est précipité de ces dissolutions par tous les acides.

Je n'ignore point que cette eau thermale se trouble aussitôt que l'on ajoute du sel de tartre ou un sel volatil franchement salé, comme je l'ai dit plus haut ; mais cette couleur blanche ne provient pas de la précipitation du soufre, mais tient au précipité d'une matière calcaire ou alumineuse, tout comme cela arrive dans l'eau de chaux vive, lorsque l'on mêle à cette eaux de chaux un alcali quelconque. Et cependant on ne peut pas supposer que l'eau de chaux contienne du soufre en dissolution : en effet, si l'on fait bouillir du soufre avec de l'eau de chaux, cette eau de chaux ne se trouble plus, comme lorsqu'elle était pure, par l'addition d'un alcali ; mais elle se trouble et blanchit, si l'on ajoute un acide. Ce fait démontre évidemment que les alcalis peuvent dissoudre le soufre, mais ne peuvent pas le précipiter. Il prouve encore, que si les eaux de *Bath* tenaient du soufre en dissolution, ces eaux ne précipiteraient point, comme cela a lieu par un alcali, mais précipiteraient par les acides. En outre, le soufre précipité de leur dissolution se manifesterait par une odeur fétide, ce qui cependant n'a pas lieu.

Le soufre même bouilli avec ces eaux ne s'y dissout point. J'ajoute, en outre, qu'un sel acide ou alumineux paraît prédominer dans ces eaux, ce qui les rend impropres pour dissoudre le soufre. Enfin, si vous faites bouillir du soufre dans ces eaux, elles ne prendront jamais une couleur jaune ou sulfureuse ; aucun moyen chimique ne pourra précipiter du soufre de cette décoction, comme je l'ai éprouvé souvent. Je suis très-étonné que *Willis*, dans son traité sur la chaleur du sang, ait affirmé que du soufre bouilli dans l'eau de *Bath*, s'y dissolvait comme dans l'eau de chaux ; je pense que la cause de cette erreur tient à ce que la décoction a été faite dans un vase affecté à cette opération chimique, et dans lequel peut-être une faible partie d'une substance alcaline était restée ; de sorte que la dissolution du soufre a été opérée par cette petite portion d'alcali dont le vase était imprégné.

Il est encore une opinion vulgaire sur les eaux de *Bath*, c'est que l'argent que l'on plonge dans ces eaux se teint d'une couleur jaune, comme si on avait plongé ce métal dans une dissolution de soufre; on conclut de là que ces eaux contiennent du soufre, malgré l'expérience qui prouve le contraire; car jamais l'argent plongé dans ces eaux ne contracte une couleur rousse ou jaune, il prend plutôt une couleur noire. L'erreur que je signale paraît prendre naissance dans ce fait : les gardiens des bains ont l'habitude de placer des pièces d'argent dans la fiente (*in fimo salino sulfureo*) salino-sulfureuse que l'on trouve dans les cloaques; ces pièces de monnaies se teignent ainsi, et paraissent presque dorées; ils vendent ensuite ces pièces aux étrangers pour un léger gain, en affirmant qu'elles ont été ainsi colorées par les bains.

Ces eaux thermales ne contiennent point non plus de sel ammoniac, comme quelques-uns l'ont cru; car, si à une disolution de sel ammoniac vous ajoutez du sel de tartre, l'alcali volatil qui forme une des parties du sel ammoniac, dégagé des liens dans lesquels le retenait l'acide auquel il était uni, se volatilisera aussitôt et dénotera sa présence en frappant vivement l'odorat. Ce phénomène n'a jamais lieu avec les eaux de *Bath*. Ces eaux thermales ne contiennent point non plus de sel ammoniac.

Quant au vitriol (*sulfate de fer*), la source appelée *Bain de la croix*, de même que la source appelée *le Bain chaud*, ne paraissent point contenir de vitriol, car, si vous faites infuser de la poudre de noix de galle dans leurs eaux, elles ne contracteront jamais la couleur pourpre ou noire; ce qui aurait certainement lieu, cependant, si ces eaux thermales contenaient du vitriol en dissolution. Quant à la source appelée *Bain du roi*, elle Y a-t-il du vitriol dans ces eaux thermales?

contient un peu de vitriol, car la poudre de noix de galle lui donne une légère couleur pourpre foncée.

Notons cependant qu'un minéral à l'état métallique, s'échappe, mêlé à l'eau, de ces sources thermales ; ce minéral peut facilement être transformé en vitriol : si , en effet , vous versez un acide sur le sable qui se trouve au fond des bains (et qui est sorti de la terre avec les eaux), ce sable sera attaqué par l'acide en développant une effervescence remarquable, et sera converti, en partie, en vitriol , comme cela arrive à la limaille de fer , lorsqu'elle est en contact avec un acide. Or, si à ce sable des bains édulcoré par un acide vous ajoutez une infusion de noix de galles , le liquide prendra bientôt une couleur foncée ; cet effet ne peut pas être obtenu avec le sable et la noix de galles seuls. Il faut qu'un acide ait antérieurement attaqué ce sable , preuve certaine que ce sable est un métal , et qu'il ne revêt les caractères du vitriol que lorsqu'il a été attaqué par les acides. Je remarque aussi que ce sable conservé pendant quelque temps , et exposé à l'air, se convertira de lui-même en vitriol , car, si on jette de ce sable ainsi conservé dans une infusion de noix de galles , il colorera cette infusion en noir : si on met ce sable sur la langue , il donne lieu à une saveur stiptique semblable à celle du vitriol, et assez marquée. Sans aucun doute , c'est l'esprit nitro-aérien (*oxygène*) qui, par le temps , se combine avec cette matière métallique , cette marchasite salino-sulfureuse (qui sert à former le vitriol), et convertit ce sable , comme je l'ai dit, en ce sel de fer.

55. « *Mayow* étudie ensuite la cause de la chaleur dans » les eaux minérales. Il rejette l'opinion de ceux qui at- » tribuent cette chaleur aux effets d'un feu souterrain : » car l'existence du feu suppose, dit-il , la présence de

» l'air, et la flamme, dans ce cas, s'échapperait par les
» ouvertures qui serviraient à conduire l'air au foyer.
» Mais il pense avec *Jordano* que la chaleur des eaux
» thermales est le résultat d'une fermentation qui se dé-
» veloppe dans les entrailles de la terre.

» Pour expliquer cette fermentation, il étudie l'origine
» des fontaines : l'eau des fontaines provient, selon lui,
» des pluies qui filtrent à travers la terre comme à tra-
» vers une éponge ; cette eau rencontre des marchasites
» vitrioliques et alumineuses, qui fermentent par le
» contact de l'eau, et donnent de la chaleur. Cette ef-
» fervescence est le résultat de la combinaison de l'air que
» contient l'eau de pluie avec les minéraux. — Il prouve
» ensuite, par une expérience qu'il emprunte à *Boyle*,
» que l'eau de pluie ou de fontaine contient toujours de
» l'air : cette expérience consiste à mettre cette eau sous
» le récipient de la machine pneumatique, et à faire le
» vide ; on voit alors des bulles d'air innombrables s'é-
» chapper du vase qui contient l'eau. »

56. Enfin, je soutiens, dit-il, que l'air que contient l'eau au milieu de ses molécules, est respiré par les poissons. Les branchies dont sont doués ces animaux ont pour fonction d'absorber dans l'eau l'air nécessaire à la vie animale, et de le mélanger intimement au sang des poissons ; voilà pourquoi ces êtres respirent constamment l'eau comme les animaux terrestres respirent l'air : c'est dans le but de faire passer dans la masse du sang, *ce je ne sais quoi d'aérien et de vital* que les autres animaux prennent dans l'atmosphère.

[En marge : Les poissons absorbent l'air que contient l'eau.]

Voilà ce qui explique encore l'existence d'une vessie natatoire pleine d'air que possèdent certains poissons : on ne peut douter, en effet, que les poissons ne puisent cet air au milieu des molécules d'eau qui les entourent.

[En marge : De l'air contenu dans la vessie natatoire des poissons]

7

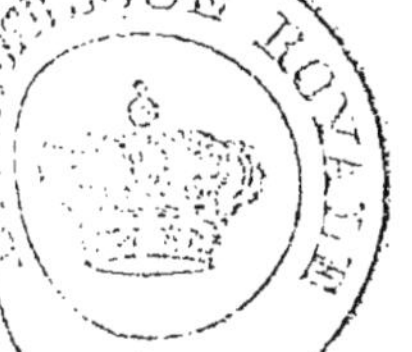

Qu'il me soit permis de rapporter en passant une expérience curieuse à ce sujet. Mettez un poisson dans un
vase convenable à l'expérience, et contenant de l'eau.
Déposez ce vase sous le récipient de la machine pneumatique, et faites le vide, vous verrez alors le poisson
ne plus nager comme auparavant couché sur le ventre,
mais il nagera sur le dos; son ventre s'élèvera en partie
au-dessus du niveau de l'eau. La raison de cette singu-
larité est que l'air contenu dans la vessie natatoire, se
dilate en vertu de sa force élastique, dès que l'on diminue la pression extérieure qui comprime l'eau, de sorte
que la vessie natatoire de même que la cavité qui la
contient est dilatée par ce gaz; et ces organes tuméfiés
sont poussés de bas en haut par la pression de l'eau qui
les baigne. Le dos de l'animal, étant la partie la plus
lourde, devient aussi la partie la plus basse du corps.
mais lorsque ce poisson est mort par suite du défaut
d'air, si on donne accès à l'air extérieur dans l'appareil,
le poisson mort se précipitera au fond du vase avec le
ventre de nouveau flasque comme avant l'expérience.
Est-ce que l'air de la vessie natatoire peut passer dans
la masse du sang, et suppléer au foyer de la respiration
des poissons? Je n'étab.irai rien de certain là-dessus;
mais je crois qu'il en est ainsi, car les poissons vivent
plus longtemps dans le vide que les autres animaux.

La chaleur des
eaux thermales
paraît dépendre
de l'action
de l'air.

57. Puisque l'eau de pluie contient une assez grande
quantité d'air atmosphérique, il est probable que la mine
salino-sulfureuse, arrosée par ces eaux, s'échauffe,
parce que les particules aériennes que contient l'eau,
font effervescence avec la partie salino-sulfureuse de la
mine. J'ai, en effet, essayé de démontrer dans un autre
endroit, que l'air était doué d'une vertu souverainement
fermentescible, et que peut-être toute chaleur dévelop-

pée était le résultat de la combinaison avec effervescence d'une partie aérienne avec les corps salino-sulfureux. En effet, les mines se comportent comme la masse du sang dont la chaleur provient du transport par la respiration, des atomes aériens dans le torrent de ce fluide animal : atomes qui font effervescence avec les parties salino-sulfureuses du sang, comme je l'ai démontré ailleurs.

La combinaison de l'air et des métaux est aidée par la position géographique de la ville de *Bath*, qui est entourée de montagnes élevées et de gorges profondes.

58. L'eau de fontaine contient souvent des sels acides salés : car si vous mêlez du sel de tartre à cette eau, il arrive souvent qu'elle précipite, et prend une couleur blanche, comme cela a lieu pour les eaux de *Bath* : indice certain que l'eau de fontaine contient un acide ; voilà pourquoi le savon ne se dissout pas bien dans l'eau de fontaine, car l'acide de cette eau se combine avec l'alcali du savon dont il rompt les forces d'affinité, de sorte que la partie huileuse du savon dégagée de sa combinaison avec l'alcali, ne se dissout plus dans l'eau, elle surnage comme le fait l'huile pure. — Du reste, cet acide que l'on trouve dans l'eau de fontaine, est aussi combiné avec un alcali, imparfait à la vérité, et de là vient que l'huile de vitriol mêlée à cette eau, fait effervescence.

TRAITÉ DEUXIÈME.

DE LA RESPIRATION.

---

59. Les poumons sont placés dans un sanctuaire sacré, dans un lieu tellement caché, qu'il semble que la nature se soit appliquée à abriter ces organes contre l'observation directe des yeux, l'intelligence et l'industrie des hommes. Jusqu'à présent on n'a pu que faire des vœux pour adapter une fenêtre à la poitrine, et, par ce moyen, pénétrer les secrets de la nature : de là cette ignorance profonde sur la respiration, et là sainte admiration que cette fonction provoque.

Je vais cependant parler sur ce sujet obscur ; je commencerai par l'inspiration, c'est la méthode que la nature indique.

L'air, dans l'inspiration, fait irruption dans la poitrine qui se dilate ; il gonfle les poumons.

L'introduction de l'air dans les poumons est l'effet de la pression de l'air atmosphérique ; ce gaz pénètre par les narines, la bouche, la trachée-artère jusqu'aux bronches ; il passe de là dans l'intérieur du tissu cellulaire.

Comment les poumons se gonflent. La structure des poumons se prête à ce mécanisme, car ces organes, comme l'a démontré le célèbre *Malpighy*, sont formés de membranes qui constituent une infinité de vésicules globuleuses. Ces vésicules commu-

niquent entre elles, de sorte que l'air arrivant de la trachée-artère, peut passer des premières vésicules dans les
dernières. Cet air, en se précipitant dans ces parties,
doit faire enfler le poumon.

Il faut donc admettre que c'est l'introduction de l'air
dans la poitrine qui dilate les poumons, et que ces organes ne peuvent se dilater d'eux-mêmes (comme quelques uns l'ont cru), car les poumons sont tout à fait dé-
pourvus de muscles et des fibres sans lesquelles il n'y a
point de mouvement possible. Et quand même les poumons seraient pourvus de muscles, l'action de ces derniers, ou leur contraction ne pourrait point dilater les
poumons ; elle tendrait plutôt à les contracter, comme
cela a lieu pour la vessie, l'estomac et les autres viscères
semblables. Cela est encore prouvé par les blessures pé-
nétrantes du thorax : dans ce cas, les poumons se dépri-
ment aussitôt, indice certain que leur mouvement n'est
point spontané, mais dépend du mouvement des parois
thoraciques. Quant aux nerfs qui se distribuent à la trachée-artère et aux bronches, ce sont des nerfs du senti-
ment, et non des nerfs du mouvement; ils servent en
outre à la nutrition de ces parties.

Ceux qui soutiennent que les poumons se dilatent par
leurs propres efforts (*vi propriâ*), objectent contre cette
théorie ce fait : que, dans les blessures du thorax, les
lobes des poumons ont coutume de s'échapper de cette
cavité par l'orifice de la blessure. Cela n'aurait pas
lieu, disent-ils, si les poumons ne faisaient que suivre les
mouvements du thorax, et s'ils ne se dilataient point
spontanément. A cette objection, le savant docteur *High-
mor* répond que l'air qui se précipite dans la poitrine
dilatée, et qui envahit les poumons avec impétuosité,
n'abandonne point tout à coup le mouvement dont il est

doué , mais qu'il se précipite vers les endroits où il éprouve le moins de résistance, et qu'il entraîne avec lui, hors du thorax , les poumons qui le suivent en vertu de leur grande légèreté. Mais, soit dit sans blesser la mémoire d'un si grand homme , ce n'est point lorsque l'air entre dans la poitrine (comme il le suppose), mais c'est quand il sort de cette cavité, lorsque, par conséquent, le thorax est contracté, et que l'air est chassé de ces organes, que les poumons s'échappent par la plaie pénétrante de la poitrine. Cela m'a été démontré par les vivisections, de même que nous voyons une éponge fortement comprimée par les mains, fuir à travers les interstices des doigts, mais lorsqu'ensuite , par la dilatation de la poitrine, les poumons cessent d'être comprimés par les parois du thorax qui s'éloignent de la plèvre pulmonaire, le lobe du poumon sorti, comme je l'ai dit , hors de la cavité du thorax, rentre aussitôt dans cette cavité, à moins que , n'étant serré par les lèvres de la plaie, l'air qu'il contient ne puisse s'échapper, et qu'alors le lobe ne soit retenu ainsi, par le gonflement, hors du thorax.

Comment faut-il fermer les plaies du thorax. 60. Il est bon d'avertir ici les chirurgiens que, dans les plaies de poitrine, ils ne doivent fermer l'orifice de la blessure qu'après avoir fait contracter fortement le thorax ; car s'ils fermaient la plaie pendant l'inspiration, lorsque l'air remplit la cavité intérieure de la poitrine, cette cavité ne pourrait plus se contracter à cause de la résistance que lui opposerait l'air contenu dans la cavité des plèvres ; les poumons eux-mêmes ne pourraient se dilater qu'en partie, et la suffocation serait imminente.

Comment la poitrine se dilate. 61 Après avoir démontré que l'entrée de l'air dans les poumons dépend de la dilatation de la poitrine, il reste à étudier le mode suivant lequel la poitrine se dilate, et je

dirai là-dessus brièvement ce que l'observation indique,
en me conformant plutôt à la vérité qu'à l'autorité des auteurs.

C'est une opinion reçue *que les muscles intercostaux*
servent : les externes à dilater, les internes à contracter
la poitrine ; mais je crois qu'il est plus raisonnable de
dire que ces deux sortes de muscles dilatent simultanément le thorax. Les lignes qui suivront prouveront cette
doctrine.

On ne contestera point , je pense, que les côtes, en
s'élevant, dilatent la poitrine , et que, lorsqu'elles s'a-
baissent, cette cavité se rétrécit ; car nous supposons ici
ce que tout le monde peut voir sur le squelette, que les
côtes (surtout les côtes inférieures qui servent principalement à dilater la poitrine) ne sont point articulées avec
le sternum et la colonne vertébrale, de manière à former
des angles droits avec les lignes verticales que représentent et la colonne vertébrale et le sternum. L'angle inférieur, résultat de la jonction du bord inférieur des côtes
avec la colonne, est un peu plus petit qu'un angle droit;
de sorte que, si la côte est tirée en haut, ses extrémités
articulaires tendront à former des angles droits avec le
sternum et avec la ligne verticale qui passe par les vertèbres. Nous affirmons en outre que lorsque les côtes
sont élevées au point de former des angles droits, la
poitrine est dilatée; car supposons des arcs de cercle
couchés sur un plan (*comme on les voit dans la table* 2ᵉ,
figure 1ʳᵉ, *texte de la seconde édition latine*).— Tant que
les arcs de cercle conservent cette position, il ne peut
exister aucun espace entre les arcs et le plan, parce que
nous supposons qu'ils sont appliqués l'un sur l'autre, l'arc
sur le plan, et qu'ils se touchent ; mais si les arcs de
cercle sont élevés un peu sur le plan, on verra déjà

Les côtes, en
s'élevant,
dilatent
la poitrine.

naître un petit espace vide, et plus ces arcs approcheront de l'angle droit, plus les sinus qu'ils formeront avec le plan s'agrandiront. Or, c'est ce qui a lieu pour la poitrine; car, soit donnée une figure représentant A, l'épine; B, le sternum ; CC, les côtes, le plan qui séparera l'épine du sternum sera le médiastin , ou tout autre plan imaginaire qui divisera la poitrine en parties égales. Or, plus les côtes qui forment des arcs de cercle s'élèveront au-dessus du plan formé par le médiastin (ou, ce qui est la même chose, au–dessus de l'épine et du sternum qui font partie du même plan), de manière à former avec ce plan des angles droits, plus l'espace compris entre les côtes ainsi élevées, et le médiastin s'agrandira comme nous l'avons prouvé plus haut. Ainsi, il est prouvé que lorsque les côtes s'élèvent vers la colonne vertébrale de manière à former avec elle des angles droits , la moitié de la poitrine se dilate ; le même effet a lieu sur l'autre côté du thorax. Quant aux fausses côtes, quoique leur extrémité flottante ne soit pas articulée avec le sternum, mais soit liée au diaphragme, ces côtes, cependant, sont soumises au même mouvement , et dilatent aussi la poitrine. — Pour me résumer, je dirai que les côtes tirées en haut tendent à former des angles droits avec la colonne vertébrale : je l'ai démontré. Les côtes étant élevées jusqu'à former des angles droits , dilatent la cavité du thorax ; il suit de là que l'élévation des côtes dilate la poitrine , ce que je devais prouver. Au reste, chacun peut expérimenter que, dans l'inspiration et dans la dilatation de la poitrine, les côtes sont tirées en haut, et que, dans l'expiration et dans la contraction du thorax, les côtes descendent [1].

[1] (Note du traducteur.) Toute cette théorie sur le mécanisme de la respiration, et une grande partie de ce qui suit, a été attribué *à Haller,*

Cela posé, si les côtes sont tirées en haut par les muscles intercostaux, même par les muscles intercostaux internes, ce que je prouverai tout à l'heure, il faut en conclure nécessairement que ces muscles, en se contractant, dilatent la poitrine.

Toutes les fois qu'un muscle attaché à deux os se contracte, c'est l'os le moins fixe qui s'approche de l'autre os moins mobile. Ainsi, puisque toute côte inférieure est moins fixe que celle qui est au-dessus d'elle, il faut que, par la contraction des muscles intercostaux même internes, chaque côte inférieure s'élève vers celle qui est au-dessus d'elle. Cet effet est produit, et par l'action des muscles intercostaux internes, et par celle des muscles intercostaux externes. L'insertion différente de ces deux sortes de muscles aux côtes n'est point un obstacle à cet effet, comme le prouve la *figure* 2ᵉ de la *table* 2ᵉ, édition latine. Dans cette table, on voit que le muscle intercostal interne **A A**, en se contractant, élève en haut la côte inférieure plus mobile, comme le fait le muscle intercostal externe **B B**. Remarquez ici que les côtes soulevées par les muscles cités s'élèvent facilement en décrivant un arc de cercle de bas en haut.

Les muscles intercostaux, même les muscles intercostaux internes, servent à la dilatation de la poitrine.

La position elle-même de ces muscles prouve aussi ce fait; car, si le muscle intercostal interne placé entre deux côtes inférieures tirait en bas la côte supérieure, il faudrait que toutes les côtes qui sont solidement fixées les unes aux autres fussent aussi en même temps tirées en bas, ce que ne pourrait faire ce muscle intercostal interne, dont la faiblesse est si grande qu'il ressemble à

La position de ces muscles prouve le même fait.

qui naissait soixante ans après Mayow, trente ans après la première édition des œuvres de cet auteur (Voyez *Adelon, Physiologie*, et *Dictionnaire de médecine*, année 1827, article *Respiration*, tome 18, page 308.) (Béchet jeune, Paris.)

une membrane. Il est bien plus raisonnable de croire que les dernières côtes sont simultanément tirées en haut par les muscles intercostaux internes, lesquels, entre les premières côtes, sont assez forts et assez larges, et que les muscles qui se trouvent entre les côtes inférieures ne servent, à cause de leur faiblesse, qu'à élever les côtes qui sont au-dessous d'eux. La *figure* 3e de la *planche* 2e, édition latine de La Haye, fera bien comprendre ce mécanisme. Cette figure donne le dessin des côtes accompagnées de leurs muscles intercostaux internes.

62. Ce fait donne encore la raison de la position oblique et opposée des muscles intercostaux. La nature, en effet, paraît avoir attaché obliquement ces muscles aux côtes, à cause du peu d'étendue des espaces intercostaux. Si ces muscles, en effet, s'inséraient aux côtes à angles droits, ils seraient trop courts pour agir selon la nature de la fibre musculaire (quoique, n'était cette difficulté, pour leurs fonctions, qui consistent à élever ou à abaisser les côtes, l'insertion à angle droit conviendrait mieux); aussi c'est afin que ces muscles aient une longueur suffisante qu'ils ont dû être attachés obliquement aux côtes, comme cela a lieu ; mais cette position oblique est moins propre à l'élévation des côtes. Aussi la nature, sage mécanicienne, a donné des directions différentes à ces muscles, afin que les côtes, étant tirées par deux points à la fois avec des forces égales, et dans le même sens, elles soient dirigées suivant une ligne droite et en haut, comme cela est démontré dans la *table* 2e, *fig.* 4e, 2e édition latine, dans laquelle, par la contraction simultanée des muscles externes A A, et des muscles internes C C, la côte inférieure plus mobile monte, non pas obliquement, mais en suivant une ligne droite, tout comme si elle était entraînée par un muscle qui serait attaché sur elle à angles droits.

Il est donc évident que les muscles intercostaux internes, de même que les muscles intercostaux externes, se contractent dans le même temps, et que, par leurs efforts mutuels, les côtes sont tirées en haut, et la poitrine se dilate.

Enfin, les muscles internes ne servent point à l'expiration ; la preuve en est que, dans un animal mort, il y a toujours contraction du thorax : car mourir signifie expirer. Or, chez les morts, toute action des muscles cessant, la contraction de la poitrine ne peut point être le résultat de l'action des muscles internes qui ne sont point contractés ; et si quelqu'un soutient que cette contraction du thorax a eu lieu par l'action des muscles intercostaux internes, qui se seraient contractés un peu avant la mort de l'animal, je répondrai alors que je ne comprends pas comment il se fait que les muscles intercostaux externes (qui sont soumis aux mêmes lois que les muscles intercostaux internes) ne sont jamais contractés sur les mourants, de manière à laisser la poitrine un peu dilatée. *Pourquoi le thorax est-il contracté chez les morts.*

63. Remarquons ici que les côtes ne s'articulent point avec les vertèbres par une seule facette, comme on le croit vulgairement, mais qu'elles offrent une double surface articulaire. Ces articulations sont placées obliquement, et sont faites de telle sorte que les côtes ne peuvent être soulevées en haut par les muscles intercostaux, sans être tirées en dehors, afin d'augmenter la dilatation de la poitrine, comme le démontre la *figure* 5ᵉ de la *table* 2ᵉ, édition latine. Dans cette figure *a c i*, est une portion de côte dont la tête arrondie *a* est reçue dans un sinus *c* formé sur la colonne vertébrale. Cette articulation est la plus élevée et la plus interne ; au contraire, dans l'autre articulation plus inférieure et plus externe, la cavité ar— *Les articulations des côtes sont propres à favoriser la dilatation du thorax.*

ticulaire est moins remarquable ; elle est placée en *c* :
sur la côte elle s'articule avec une apophyse vertébrale
marquée en *b*. Or, si nous supposons que la tête *a* de
cette côte soit placée dans la facette articulaire *c* des vertèbres, et que la facette *e* de la côte soit articulée avec
l'apophyse *b* de la vertèbre, et qu'ensuite cette côte, re-
posant ainsi sur ses deux articulations vertébrales, soit
soulevée, on concevra facilement que cette côte sera entraînée vers la gauche, ou, ce qui revient au même, par
rapport à la poitrine, sera tirée en dehors.

Ces articulations, de même que leur obliquité, sont
plus manifestes dans les squelettes de mouton et de cheval que dans le squelette humain. Remarquez aussi que
ces articulations sont beaucoup plus obliques sur certains
animaux que sur d'autres : ainsi les animaux voués à des
exercices violents ont besoin d'une respiration plus
forte ; ces animaux ont aussi les articulations des côtes
très-obliques, afin que ces os soient portés plus en dehors par la contraction des muscles intercostaux, et puissent offrir un espace assez ample pour la dilatation des
poumons dans le thorax.

Obliquité des cartilages pourquoi ?
64. Il ne faut pas oublier non plus que les cartilages qui
servent à joindre les côtes au sternum s'insèrent aux côtes
sous une obliquité marquée ; cette obliquité sert à éten-
dre les côtes et à leur imprimer un mouvement d'arc de
cercle en dehors.

Remarquons encore que les extrémités des fausses
côtes se portent un peu en dedans, surtout dans les fortes
inspirations. La raison de ce mouvement est que le diaphragme est lié aux extrémités des fausses côtes, d'où il
résulte que le muscle, en se contractant, attire ces extrémités costales en dedans. La contraction du diaphragme
cessant, ces extrémités reviennent à leur état naturel.

Quant aux muscles *dentelés* (*quò ad musculos ser-ratos*) au *long dorsal* et *au pectoral*, ils n'ont aucune in-fluence sur la dilatation de la poitrine ; car, si pendant une inspiration subite et forte, vous placez les mains sur ces muscles, vous ne les sentirez point se durcir ni se contracter, ce qui aurait lieu si ces muscles entraient en action.

Outre tous ces muscles, le diaphragme sert aussi à la respiration ; l'inspiration ordinaire paraît même dépen-dre principalement de l'action de cet organe. Le dia-phragme s'abaisse dans l'inspiration , refoule les organes du ventre ; dans l'expiration, au contraire, il s'élève vers la poitrine. *Comment le diaphragme sert à la respiration.*

65. « *Mayow* étudie ensuite les lésions de la respiration, et il attribue *la pousse des chevaux* à la lésion des fibres » nerveuses du diaphragme, qui peuvent se rompre, dit-» il, dans un grand effort de la respiration : dans ce cas, » la respiration ne se fait plus que par les muscles inter-» costaux qui se contractent alors avec force pour sup-» pléer à l'action interrompue du diaphragme. De la, » dit-il, la dénomination exacte *cheval crevé* (*equus frac-» tus, respiratio fracta*), donnée à ces chevaux. *De la pousse des chevaux.*

» L'orthopnée tient aussi à la faiblesse du diaphragme, » qui ne peut plus refouler en bas les viscères du ven-» tre ; le malade est forcé alors d'aider l'action de ce » muscle par la position droite du corps. *De l'orthopnée.*

» Quant aux accès d'asthme, ils dépendent des con-» vulsions des muscles intercostaux et du diaphragme ; » ces convulsions font que la poitrine est dilatée trop » longtemps , que les poumons restent enflés par l'air, » et que la respiration est interrompue. *Des accès d'asthme.*

» Enfin, le *râle* ou *sifflement* qui se manifeste avec » difficulté de la respiration, tient quelquefois à des li- *Du râle.*

» quides accumulés dans les bronches : ce râle se mani-
» feste quelquefois à la suite de l'ingestion d'aliments
» soit solides, soit liquides.

Du hoquet.

» Le *hoquet* doit être rapporté aux *inspirations* con-
» vulsives, et dépend de la contraction brève et répétée
» du diaphragme. C'est par suite de la sympathie qui lie
» le diaphragme à l'estomac, qu'on voit le hoquet sur-
» venir lorsque l'estomac est plein.

» Puis vient une théorie obscure sur le *cauchemar*,
» mais qui est cependant remarquable par une distinc-
» tion nettement faite et bien exprimée entre la vie ani-
» male et la vie organique, entre *les mouvements ou*
» *fonctions volontaires*, et les actes *involontaires, qu'il*
» *appelle mouvements naturels.*

Accès d'asthme avec palpitations

» Quant aux accès d'asthme qui accompagnent les pal-
» pitations du cœur, il renvoie leur histoire au chapitre 7
» de son *Traité sur le mouvement musculaire.* »

De l'expiration.

66. Telle est l'histoire de l'inspiration ; elle constitue la
fonction des muscles que j'ai cités. Lorsque la contraction
de ces muscles a cessé, les côtes descendent d'elles-
mêmes à leur état naturel, et le diaphragme, déjà relâ-
ché, remonte dans la cavité du thorax, pressé qu'il est
de bas en haut par les viscères du ventre. J'ai déjà dit
que l'on observait ce rapport des parties dans les animaux morts, lorsque toute action des muscles a cessé.
Les poumons se trouvent donc alors comprimés de toute
part par les parois du thorax, et l'air est expulsé ; ainsi
les poumons ne s'affaissent point d'eux-mêmes, mais
suivent les mouvements de la poitrine.

Les muscles de l'abdomen servent a l'expiration.

Dans les fortes expirations, les muscles de l'abdomen
viennent en aide ; les muscles obliques descendants, de
même que les ascendants (dont les tendons s'insèrent aux
côtes inférieures), par leur contraction tirent les côtes en

bas et rétrécissent la poitrine ; en outre, tous les muscles de l'abdomen, se contractant en même temps, pressent les viscères avec lesquels ils sont en contact, et ces viscères font remonter le diaphragme. Tout le monde peut expérimenter sur soi-même que, dans l'éternument, dans la toux, dans le rire, et dans toute expiration violente, les muscles de l'abdomen se raccourcissent et se contractent ; et de là vient que, dans le rire et dans les expirations violentes, les hypocondres deviennent douloureux par suite des convulsions de ces muscles.

De là on peut déduire ce fait, que le rire est produit sans aucune action ou contraction de la part du diaphragme. Ce muscle, pendant le rire, n'est point secoué et soulevé comme quelques anatomistes l'ont cru ; car le diaphragme, dans sa *systole*, ou dans sa contraction, est tiré en bas, et par cela même il sert plutôt à l'inspiration qu'à l'expiration pendant le rire. Il résulte en outre, de ce que je viens de dire, que la *risibilité* (*risibilitatem*) n'est pas propre à l'homme, comme l'a enseigné le docteur *Willis* dans son livre sur l'anatomie du cerveau, en s'appuyant sur ce fait, que le nerf du diaphragme, dans l'homme, communique avec le plexus cervical, et, par son intervention, avec le cerveau, ce qui n'a point lieu dans les bêtes. Le rire, en effet, n'a point pour origine les secousses réitérés et violentes du diaphragme, que commanderait l'instinct (*instinctum*) parti du cerveau, et porté ce muscle par le nerf dont j'ai parlé, comme l'a cru cet homme célèbre ; car le rire ne procède point de l'action ou de *la systole* du diaphragme, mais procède au contraire de *la diastole* de cet organe, ce que j'ai démontré.

Maintenant, que j'ai traité du mode suivant lequel se fait la respiration, il me reste à étudier l'usage de cette fonction : question difficile , car autant on est d'accord sur la nécessité de la respiration , autant on a des doutes sur son usage.

De l'usage de la respiration

67. Outre en effet que l'air inspiré sert au goût, à l'odorat, de même que l'air expiré sert à la parole, à la voix, à la toux, à l'éternument, à l'expulsion de la salive ; lorsque l'air est retenu , il aide encore à l'excrétion de l'urine et des matières fécales , à l'expulsion du part , au mouvement du chyle de la lymphe et du sang. Outre tout cela , dis-je , l'air inspiré sert encore à un usage plus noble. De là vient cette nécessité si grande de son absorption que nous ne pouvons vivre un seul instant sans en jouir.

La respiration ne sert pas à refroidir le cœur.

Quelques auteurs pensent que la respiration sert principalement à refroidir le cœur ; mais la chaleur convient bien mieux que le froid au sang qui circule.

Il est encore une opinion généralement reçue : c'est que la respiration est nécessaire à la vie , pour que le sang puisse passer à travers les poumons du ventricule droit du cœur dans le ventricule gauche ; chez le fœtus, disent-ils, le sang ne passe pas à travers les poumons pendant la vie intra-utérine , mais il circule dans des conduits particuliers ; aussi le fœtus n'a pas besoin de respirer : telle est, disent ces auteurs, la raison pourquoi il n'est point nécessaire de respirer pendant la vie intra-utérine comme après l'accouchement.

Elle n'a pas non plus seulement pour but de faciliter le trajet du sang à travers les poumons.

Il n'est pas nécessaire de dire que la nature a façonné les poumons avec tant d'art et de travail , que ces organes ne sont traversés par le sang qu'après l'accouchement , tandis que ce liquide pourrait suivre une route beaucoup plus courte et moins encombrée , à travers ces mêmes canaux qu'il parcourait dans le fœtus avant la naissance. — Mais , du reste , il est constant que le sang peut traverser les poumons sans que ces organes soient mis en mouvement. Si en effet, à l'aide d'une seringue, on injecte du sang ou toute autre liqueur dans l'artère pulmonaire d'un animal mort, ce liquide passe promptement dans le ventricule gauche ; de même encore tout le monde peut expérimenter sur lui-même, qu'en suspendant sa respiration pendant quelque temps, le battement des artères persiste néanmoins assez fortement aux poignets. Ce qui n'arriverait pas certainement si le sang ne parvenait plus au ventricule gauche du cœur pendant ce moment. Tous ces faits seront encore mieux prouvés plus tard, quoique je ne veuille point nier que le mouvement des poumons et la compression des vaisseaux sanguins faite par l'abaissement des pièces du thorax pendant l'expiration ne puisse aider beaucoup au trajet du sang à travers les poumons ; mais ce n'est point là le seul usage de la respiration.

D'autres ont encore attribué un autre usage à cette fonction ; ils prétendent qu'elle a pour but de rompre et de diviser en petites parties le sang veineux trop épais ; car, disent-ils, sans cela le sérum et la partie cruorique du sang se sépareraient. Tel n'est point encore le principal usage de la respiration. *La respiration ne sert pas seulement à la trituration du sang.*

En effet, tout air, même le plus impur, pourrait suffire pour ce mouvement du poumon et pour triturer le sang ; mais l'air qui est vicié par la contagion, ou qui a été souvent expiré par les poumons, est impropre à la respiration et au soutien de la vie. On peut donc affirmer que, quant à l'usage de la respiration, quelque substance aérienne nécessaire au soutien de la vie passe dans la masse du sang (*non nihil quidquid sit aereum ad vitam sustinendam necessarium in sanguinis massam transire*) ; de là vient que l'air rendu par les poumons, qui a perdu par l'absorption ses particules vitales, est impropre à soutenir de nouveau la respiration.

Les atomes
vitaux de l'air
paraissent être
de nature
nitro-saline.

68. Nous rechercherons bientôt quelle est cette substance aérienne, qui est si nécessaire au soutien de la vie, que nous ne pouvons vivre un instant sans elle. Il est vraisemblable que des particules nitro-salines d'une grande subtilité, et tout à fait propres à provoquer la fermentation, sont puisées dans l'air par le ministère des poumons, et passent dans la masse du sang. Ce sel aérien est tellement nécessaire à l'entretien de tout ce qui a vie, que les plantes elles-mêmes ne peuvent végéter en terre si elles sont privées de l'accès de l'air. Mais si vous exposez cette terre à l'air, de manière à l'imprégner de ce sel fécondant, cette terre deviendra de nouveau propre à la nourriture des plantes. Ainsi les plantes elles-mêmes sont aussi soumises à la nécessité de respirer et d'absorber l'air (*planè ut vel ipsæ plantæ aliqualem respirationem, aeris quæ hauriendi necessitatem habere videantur*).

Usage de l'air
inspiré.

69. Mais quel rôle joue dans la vie animale ce sel aérien? C'est un problème difficile à résoudre. Il est cependant probable que l'esprit nitro-aérien, mêlé aux particules salino-sulfureuses du sang, excite une fermentation dans ce liquide; le siége de cette fermentation n'est pas seulement dans le cœur, mais il s'offre en même temps et dans les vaisseaux pulmonaires, et enfin dans les artères aussi bien que dans le cœur. On ne peut pas dire que ce phénomène inconnu, que j'appelle fermentation du sang, ait lieu seulement dans le ventricule gauche; car, dans le fœtus, le sang passe aussitôt et en grande partie du ventricule droit du cœur dans l'aorte, ce qui ne devrait point avoir lieu si le sang devait être soumis à une fermentation indispensable dans le ventricule gauche.

Le cœur ne paraît être autre chose qu'un muscle soumis aux lois qui régissent les organes musculaires ; toute sa fonction consiste dans sa contraction et dans l'expulsion du sang qu'il contient.

Il est vraisemblable que le sel aérien (oxygène) dont j'ai parlé, est indispensable aux mouvements des muscles, de sorte que les pulsations du cœur n'ont lieu aussi que sous l'influence de cet agent.

Aussi, lorsque la respiration est suspendue, ce sel aérien, nécessaire pour l'exécution de tout mouvement, venant à faire défaut, les pulsations du cœur, et par suite l'afflux du sang au cerveau sont interrompus, et la mort est la suite de cette interruption.

Ainsi, l'usage principal de la respiration paraît être de créer les mouvements musculaires, et surtout les mouvements du cœur. De là vient qu'une grenouille, qui peut vivre pendant quelque temps sous l'eau sans respirer, peut aussi vivre lorsqu'on lui a arraché le cœur ; mais quant aux animaux qui ont besoin d'un renouvellement continuel des esprits, et par conséquent de persistance dans les mouvements du cœur ; pour ceux-là, il faut nécessairement que la respiration soit continue (car, sans cela, les mouvements du cœur cesseraient).

Remarquez encore que lorsque les mouvements du cœur ont cessé par suite de la suppression de la respiration, si on insuffle de l'air à l'aide d'un tube adapté à la veine cave, vous verrez les mouvements du cœur recommencer de nouveau. De sorte qu'il paraît que ce gaz, sans lequel le cœur ne peut point battre, peut être introduit indifféremment dans la masse du sang, soit en passant à travers les poumons ou par toute autre voie, sans rien changer à l'effet physiologique produit.

A toutes ces preuves, j'ajouterai qu'il est constant, d'après les expériences de *Boyle*, que les mouches, les abeilles, et les autres insectes qui peuvent encore se mouvoir lorsqu'on les coupe par le milieu du corps , ne peuvent cependant ni vivre ni se mouvoir dans un lieu privé d'air. Ainsi, ces animalcules qui n'ont ni sang , ni cœur, ni poumons dans ces fragments de leur corps divisé , emploient l'air qu'ils absorbent, uniquement à accomplir des mouvements. Et, d'après cette hypothèse, on peut dire que c'est de cette source que les chevaux font dériver la quantité suffisante de matière explosible nécessaire au travail musculaire que leurs organes sont obligés de fournir pendant tout un jour ; car, lorsque la masse du sang est insuffisante pour ces efforts , c'est l'air qui fournit abondamment la substance nécessaire aux puissances énergiques.

TRAITÉ TROISIEME.

DE LA RESPIRATION DU FOETUS DANS L'UTÉRUS ET DANS L'OEUF.

70. Puisque, pour soutenir la vie, la nécessité de respirer l'air est si grande, que l'être privé de l'air et de la lumière est comme s'il était privé de la vie, il ne paraîtra point hors de propos de rechercher ici, comment il se fait que le fœtus renfermé dans la matrice, et tout à fait privé d'air, conserve cependant la vie. Il ne suffit point de dire, pour expliquer ce fait, que le sang de l'enfant traverse pendant le temps de la gestation le trou ovale et le canal artériel, et qu'il accomplit sa circulation assez facilement sans que les poumons y prennent part par leur mouvement ; et qu'après l'accouchement, la masse du sang prend son cours à travers les poumons, qu'elle ne peut parcourir qu'à l'aide de la respiration. La respiration, en effet, a un autre usage que celui de faire passer le sang à travers les poumons ; sans cela, ces organes resteraient constamment vides, puisque le sang pourrait passer par une autre voie, comme cela a lieu pendant la vie intrà-utérine. Enfin, le sang peut traverser les poumons sans l'aide de la respiration, comme je l'ai démontré plus haut. En outre, lorsque le fœtus, qui a respiré quelques instants, meurt bientôt par suite d'asphyxie, cette mort n'est pas la suite de l'arrêt du sang, car ce

Comment il se fait que le fœtus puisse vivre dans l'utérus sans être en contact avec l'air atmosphérique.

liquide peut encore passer par le trou ovale et le canal artériel ; car ces conduits, dans lesquels il passait antérieurement, ne sont pas encore fermés.

Il faut donc admettre absolument que la nécessité de la respiration repose sur ce fait : que des atomes nitro-aérien (*oxygène*), indispensables au soutien de la vie, passent dans le sang par le ministère des poumons, comme je l'ai prouvé ailleurs. Or, puisque le fœtus dans l'utérus est privé d'air, et ne peut par conséquent respirer, il faut qu'il supplée par un autre moyen au défaut de cette fonction.

Mode suivant lequel ont lieu le *vagitus utérin* et la succion de l'embryon.

71. Je ne puis être de l'avis de ceux qui pensent que le fœtus respire même dans l'utérus, opinion qu'ils appuient sur l'observation du *vagitus utérin* et sur la *succion* de l'enfant (*infantuli*). Mais il me semble que l'air peut également pénétrer à travers la peau et les veines, et parvenir au sang sans l'aide de la respiration, et que ce gaz peut arriver jusqu'au fœtus, malgré l'obstacle que lui opposent l'orifice fermé de l'utérus et toutes les membranes qui entourent le fœtus. Je ne puis cependant nier que les vapeurs qui s'élèvent, par suite de la fermentation des liquides que contient quelquefois l'amnios, ne puissent être la cause du *vagitus utérin* et de la *succion*; mais je nie que ces vapeurs puissent servir à la respiration, puisqu'elles ont dû passer plusieurs fois à travers les poumons du fœtus, et être rejetés par ces organes · au reste, il n'est point indispensable, pour la succion de l'enfant, qu'il y ait de l'air ou des vapeurs contenues dans la cavité de l'amnios ; car l'air extérieur, en comprimant les parties externes du corps, presse aussi par l'intervention de ces derniers, les parties internes, et par suite les liqueurs de l'amnios, effet qui peut provoquer la succion du fœtus.

Ainsi, quant à la respiration du fœtus dans l'utérus, admettons que le suc séminal sécrété par les membranes ou les caroncules de l'utérus, ne sert pas seulement à la nutrition de l'enfant, mais encore supplée au défaut de respiration dans cet être, et quoiqu'il soit vraisemblable de dire que les artères ombilicales ont été fermées principalement, et peut-être uniquement, afin de suppléer à la respiration ; car j'avoue que je ne pourrais comprendre dans quel autre but la nature aurait pourvu à l'existence de ces artères avec tant d'art et de sollicitude chez tous les fœtus. Et quoique je n'ignore pas combien les auteurs ont différé d'opinion sur les fonctions des artères ombilicales, je doute cependant que parmi toutes ces opinions, une seule ait dévoilé la véritable et propre fonction de ces vaisseaux.

Le suc nourricier de l'utérus supplée au défaut de la respiration.

Les artères ombilicales sont formées pour l'usage de la respiration

72. D'après l'opinion d'*Adrien Spigeli*, les artères ombilicales portent le sang du fœtus aux parties extérieures, c'est-à-dire aux secondines, pour servir à leur nutrition. Mais, en observant l'incubation dans l'œuf, on voit qu'il est constant que les membranes (*qui dans l'œuf représentent les secondines*) sont formées avant l'apparition d'aucun linéament des artères ombilicales ; d'où l'on doit conclure que ces artères ne sont point formées pour nourrir les membranes. En outre, ces artères ombilicales sont tellement remarquables dans l'œuf dès les premières trames de la vie, et leurs développements se compliquent d'anastomoses si admirables, que l'on ne peut douter aucunement que ces vaisseaux n'aient une influence immense sur la formation du fœtus et sur les premiers mouvements de la vie (*ad choream vitæ instituendam*). J'ajouterai en outre, à toutes ces preuves, que les secondines sont quelquefois parfaitement intactes, tandis que le fœtus est en pleine corruption : indice probable sans

Les artères ombilicales ne sont point destinées à la nutrition des secondines.

doute de ce fait, que les secondines tirent plutôt leur nourriture de la mère que du fœtus.

Les artères ombilicales ne servent pas non plus à la coction de l'aliment.

73. Le célèbre *Harvée* donne pour usage aux artères ombilicales, de fluidifier et de rendre propre à la nourriture du fœtus le sang artériel qui afflue dans leurs canaux : mais il est peu probable que ces artères n'aient point d'autre fonction, puisque le suc nutritif est suffisamment préparé et élaboré par la chaleur maternelle et dans le foyer de l'utérus. — Il paraît du reste peu conforme aux procédés de la ... ture, de lui faire verser le sang dans l'aliment comme un ferment propre à sa coction. Pourquoi, d'ailleurs, le suc nutritif ne pourrait-il point s'élaborer dans le corps de l'embryon, lorsqu'il est renfermé dans l'utérus, comme il s'élabore après l'accouchement ? Il n'y a aucune raison de penser que ce résultat s'obtienne en faisant parcourir au sang le long circuit et les détours des artères ombilicales, puisqu'il pourrait s'obtenir par une voie moins compliquée et avec moins de peine. De là encore on déduit cette opinion probable : que les dernières ramifications des vaisseaux ombilicaux se distribuent dans les membranes, et ne se perdent point dans les eaux pour les rendre plus fluides ; l'étude de l'œuf pendant l'incubation confirme mon opinion. Si les orifices des artères ombilicales se perdaient dans les eaux du fœtus, ces eaux seraient bientôt teintes de sang artériel (*arterioso sanguine*) ; ce qui n'a pas lieu. Il faut donc croire que les vaisseaux capillaires de tous genres ne se terminent jamais dans les eaux, mais toujours dans les membranes ; s'il en était autrement, ces vaisseaux n'auraient point autant de résistance, et leurs orifices seraient obstrués par les liquides qui les compriment. De même que les vaisseaux lactés qui ont pris naissance dans les membranes des intestins reçoivent le

suc nutritif à travers le tissu de ces membranes, qui lui servent pour ainsi dire d'étamines pour le filtrer, de même aussi dans l'œuf et dans tous les autres produits de conception, on doit croire que le suc nutritif, élaboré suffisamment, est absorbé par les orifices des vaisseaux ombilicaux, après avoir été pour ainsi dire filtré à travers les membranes.

74. Selon d'autres auteurs, les artères ombilicales ont pour fonction de reporter au placenta la nourriture superflue qui arrive à l'embryon par la veine ombilicale. Mais nous est-il permis d'accuser ainsi la nature de gourmandise ? n'est-ce point déjà trop de pouvoir se donner des indigestions après la naissance ? et ces erreurs de régime auraient-elles lieu aussi pendant la vie intra-utérine et par le fait même de la nature ? Or, si tout ce que les artères ombilicales apportent, était repris de nouveau par la veine ombilicale, il faudrait de toute nécessité que l'enfant eût recours aux vomissements. Et que l'on ne dise point que ce sont non-seulement les parties trop crues du sang qui retournent au placenta par les artères ombilicales, pour s'y élaborer de nouveau, et devenir propres à la nutrition : car d'où naîtrait, je vous prie, cette *attraction élective* en vertu de laquelle les parties trop crues du sang circuleraient dans les canaux assez vastes des artères ombilicales, préférablement aux parties plus pures de ce même liquide que ces vaisseaux rejetteraient ? Il est peu croyable encore que l'aliment arrive à l'enfant tellement cru, qu'il doive être reporté au dehors pour subir une coction ultérieure. Il eût été bien plus sage de fournir tout d'abord un aliment suffisamment préparé.

75. N'adoptons point non plus l'opinion de ceux qui pensent que les artères ombilicales sont créées afin d'offrir

au sang de l'embryon un mouvement circulatoire complet par son trajet à travers ces artères , et par son retour au point de départ de la veine ombilicale; car le sang de l'enfant peut parcourir facilement l'aorte et la veine cave, comme il le fait après la naissance. Et il ne faut pas dire que ces vaisseaux ne sont pas encore formés dans l'embryon : car il est certain que l'artère aorte , qui donne naissance aux artères ombilicales, est formée dès les premiers temps de la gestation ; et l'on ne peut douter non plus que la veine cave existe dès les premiers instants de la vie. Comment la nature aurait-elle négligé de créer rapidement la veine cave, elle qui met tant de diligence à dévèlopper ces longs circuits des vaisseaux ombilicaux , qui deviennent tout à fait inutiles après la naissance , et qu'elle doit bientôt détruire.

Opinion
de l'auteur
sur l'usage
des artères
ombilicales.

76. Ainsi, puisque les fonctions que nous avons assignées aux artères ombilicales jusqu'à présent, ne peuvent leur convenir, admettons avec *le divin vieillard Hippocrate* que l'embryon respire par l'ombilic (*umbilicum ambryo respirationis vicem supplere*). Telle était aussi l'opinion du *savant Everard* [1].

Note
du traducteur.

[1] On marche de surprise en surprise en lisant l'étonnant livre de *Mayow*. Nous l'avons vu établir les principales bases de la doctrine chimique de *Lavoisier* , analyser l'air , le nitre, l'acide nitrique ; soupçonner la respiration des plantes, que Sennebier et d'autres encore devaient démontrer deux siècles après lui ; écrire sur la fonction de la respiration avec autant de génie que le fit *Haller* longtemps après lui. Comparons maintenant ses idées sur l'organogénésie avec les déductions que le plus grand anatomiste des temps modernes a tirées des travaux postérieurs aux ouvrages de *Mayow*. Je veux parler de l'opinion de J. F. *Meckel* : voici comment il s'exprime sur la nutrition et la respiration du fœtus dans son *Manuel d'anatomie, tome 3, page 792, paragraphe 2608, traduct. de M. Breschet:*

Cependant, je n'admets pas la théorie de la respiration qu'a adoptée *Everard* : car ce savant pense que le sang de l'enfant parcourt le long circuit des vaisseaux ombilicaux, afin de se refroidir dans ce trajet; mais cette opinion n'est nullement admissible ; la respiration échauffe le sang, et ne le refroidit point.

Pour confirmer notre opinion sur la respiration du fœtus dans l'utérus, nous dirons qu'il est probable que le suc albumineux qui exsude de l'utérus après l'imprégnation, contient une grande portion d'air atmosphérique; cette assertion se prouve par la couleur blanchâtre et par l'aspect spumeux de ce suc albumineux. Aussi les fluides contenus dans l'œuf, qui ont une grande affinité avec le suc séminal de l'utérus, abondent-ils en parti-

Gélatine
de Wharton,
ses usages.
Note
du trducteur.

« § 2608. Ainsi la nutrition du fœtus, par les eaux de l'amnios, demeure au moins un fait très-vraisemblable.

» Il n'est pas moins difficile de révoquer en doute la nutrition par la » liqueur de la vésicule ombilicale et par la gélatine de *Wharton*. » Tout porte à croire que le fluide blanchâtre contenu dans le placenta » passe continuellement dans le corps du fœtus par le cordon ombi- » lical.

» Mais il est fort peu probable que la liqueur de l'allantoïde contri- » bue à sa nutrition.

» § 2609. Maintenant il me reste à examiner si la nutrition par la » veine ombilicale repose sur des bases aussi solides que le prétendent » ceux surtout qui la considèrent comme unique source.

» On ne saurait au moins disconvenir que l'opinion contraire ne soit » susceptible d'être soutenue, puisque les faits allégués attestent seule- » ment la nécessité de la circulation du sang dans le chorion et le pla- » centa, sans rien établir relativement à l'essence de la fonction qui » l'exécute dans ces parties.

» Comme en outre la nutrition s'opère par trois autres voies, et qu'on » ne saurait démontrer que ces trois voies ne sont pas suffisantes, il » est bien permis d'admettre que la circulation du sang dans le pla- » centa, par le moyen des vaisseaux du fœtus, n'a pas les usages qu'on

cules aériennes. Mettez, en effet, le blanc ou le jaune de l'œuf sous le récipient de la machine pneumatique, et faites le vide, vous verrez ces corps liquides devenir spumeux, et s'élever sous forme de bulles, preuve certaine que ces corps contiennent du gaz. Ainsi les liquides contenus dans l'œuf peuvent fermenter, et peuvent absorber des particules aériennes prises au sang artériel de la mère.

Admettons donc, d'après ces preuves, que le sang de l'embryon apporté par les artères ombilicales au placenta, ou aux caroncules utérines, ne fournit pas seulement au fœtus le suc nutritif, mais ajoute encore à cette substance une portion d'atomes nitro-aériens suffisante à la respiration. Ainsi, le sang de l'enfant, dans sa cir-

» lui attribue communément, pourvu toutefois qu'on lui en assigne » d'autres qui réunissent des probabilités en leur faveur.

» Or, c'est ce que l'on peut faire ; *en effet, cette fonction correspond* » *à la respiration* ; aussi plusieurs physiologistes, tant anciens que » modernes, ont-ils comparé le placenta aux poumons[1].

» Les arguments favorables à cette opinion sont :

» 1º La généralité du besoin de respirer, qui ne paraît pas pouvoir » être satisfait d'une autre manière ;

» 2º L'analogie entre les circulations pulmonaire et placentaire, le » poumon et le placenta recevant tous deux le sang aux dépens duquel » les sécrétions et la nutrition du coprs se sont opérées et qui a par » conséquent besoin d'être renouvelé ;

» 3º L'analogie qui en resulterait entre les animaux qui respirent par » des branchies et les fœtus des animaux pulmonés ;

» 4º La rapidité avec laquelle l'interruption de la circulation à tra- » vers le placenta occasionne la mort ;

[1] *Mayow*, *Duverney*, *Vallisneri*, *Cheselden*, *Héarissant*, *Boerhaave* et *Jampert*, *dans Haller*, éléments de physiologie, tome VIII, page 254. — (*Eckardt*, questio un duæ arteriæ umbilicales fœtui pulmonum loco inserviunt. *Jena*, 1764). — *E. Darwin*, Zoonomie, tome 1. — *B. N. G. Schreger*, de functione placentæ uterinæ, *Erlangue*, 1795. — *Lobstein*. — *Oken*, der atmungs proces des fötus dans *Luvina*, tome III, page 294.

culation à travers les vaisseaux ombilicaux, s'imprègne d'atomes nitro-aériens (*atomes d'oxygène*), comme s'il circulait pendant la vie dans les vaisseaux pulmonaires ; et le placenta ne peut plus être comparé au foie pour ses fonctions, mais doit remplir les fonctions des poumons pendant la vie intra-utérine. (*Perinde ut placentam non ampliùs* JECUR, *sed potiùs pulmonam uterinum nuncupandam esse arbitrer.*)

Si l'on m'objecte que les artèress ombilicales n'étaient point nécessaires à ce mode de respiration du fœtus dans l'utérus, puisqu'il suffirait que le suc nutritif, combiné aux atomes nitro-aériens, parvînt au fœtus à travers la veine ombilicale. Je répondrai, que l'acte de la respiration ne peut s'accomplir sans un afflux continuel de

» 5° L'analogie avec les oiseaux et les reptiles, chez lesquels le sang » des vaisseaux ombilicaux respire réellement à travers la coquille de » l'œuf.

» Très-probablement donc le sang du fœtus éprouve dans le pla- » centa un changement analogue à celui qu'il subit dans les poumons, » et le sang artériel de la mère remplace le milieu ambiant, rôle que » l'oxygène qu'il contient lui permet de remplir.

» On ne peut alléguer contre cette hypothèse qu'il n'y a point de » différence, sous le rapport de la couleur, entre le sang de la veine et » celui des artères ombilicales, ainsi que l'ont constaté plusieurs ob- » servateurs dignes de foi, et que j'ai pu m'en convaincre moi-même « dans diverses occasions. car il serait possible que le fœtus ayant peu » besoin d'oxygène, son sang n'absorbât qu'une petite quantité de ce » principe et n'éprouvât par conséquent qu'une très-légère altération » dans sa couleur.

» Enfin, dans l'œuf des oiseaux, le sang de l'artère ombilical est » noir, et celui de la veine vermeil (*Extrait du Manuel de Meckel,* » *tome* 3, *page* 793 *et suiv.*

» Le placenta est donc principalement un organe respiratoire, par » le moyen de la circulation des vaisseaux ombilicaux, etc.

» § 2602 de *Meckel.* Je démontrerai plus loin que le fœtus respire » au moyen du placenta. *Meckel, tome* 3, *page* 783.

l'air ; que le suc nutritif ne peut pas suffire à ce courant, et que de là dérive l'existence nécessaire des artères ombilicales qui apportent constamment au placenta le sang des artères ombilicales, où il se renforce du suc nutritif et de substance aérienne, pour retourner ensuite au fœtus, subvenir à la nutrition de cet être et à sa respiration.

N'est-il point vraisemblable que si le sang artériel, imbu de l'esprit nitro-aérien (oxygène), arrivait au cœur à la place du sang veineux, la respiration serait tout à fait inutile? Voici une expérience qui confirme cette opinion : Si, à l'aide d'une vivisection, vous faites passer le sang artériel d'un chien dans les veines d'un autre chien, ce dernier animal, quoique essoufflé avant l'opération, respirera très-modérément dès qu'il recevra du sang artériel dans ses veines.

DE LA RESPIRATION DU POULET DANS L'OEUF.

De la respiration
du poulet
dans l'œuf.

77. Maintenant que j'ai parlé de la respiration dans l'utérus, il me reste à traiter brièvement de la respiration du poulet dans l'œuf, car on ne peut pas mettre en doute que la fonction de la respiration, qui n'existe point chez le fœtus lorsqu'il est renfermé dans l'œuf, ne soit remplacée pour ses effets d'une manière quelconque. Nous pensons, nous, que le poulet dans l'œuf respire par l'ombilic comme le fait l'embryon qui est renfermé dans l'utérus « *et quidem nostra fert opinio , pullum in ovo » haud multò secùs in infantulum in utero per umbili- » cum respirare.* » Si on contemple en effet les anasto-

La respiration
se fait
au moyen
des vaisseaux
ombilicaux.

moses des artères ombilicales et leurs plexus admirables que l'on observe pendant l'incubation , et si ensuite on fait attention que tout ce qu'il faut pour la vie se trouve dans l'œuf, à l'exception de la respiration seulement, on sera amené à conclure que ces vaisseaux ombilicaux ont été créés pour suppléer au défaut de la respiration.

Cherchons maintenant comment l'ombilic dans l'œuf peut suppléer à la respiration. Il est vraisemblable que les liquides primitifs de l'œuf (qui contiennent une substance aérienne (comme je l'ai prouvé), transmis sans interruption au poulet, au moyen des vaisseaux ombilicaux, accomplissent non-seulement la fonction de la nutrition, mais aussi celle de la respiration dans le petit animal, tout à fait comme ces mêmes phénomènes ont lieu dans l'utérus. *Mode suivant lequel s'exécute cette fonction.*

Si on objecte que l'air contenu dans l'œuf n'est pas assez abondant pour suffire à la respiration pendant toute la durée de l'incubation, je répondrai que le gaz qui est contenu dans l'œuf n'est point de l'air commun, mais est formé de cette partie aérienne que les poumons dans leur action séparent de l'air atmosphérique. Lorsque l'air en effet est respiré, c'est la partie la moins considérable de ce gaz qui passe dans le sang ; le résidu de cet air est rejeté par l'expiration comme inutile : or, une petite quantité d'air pur, et vital (tel que l'on doit croire qu'il existe dans l'œuf), peut remplacer et égaler dans ses effets une grande quantité d'air commun [1].

N'oublions pas non plus que le fœtus dans l'œuf, ou dans l'utérus, ne dépense que très-peu *d'atomes nitro-aériens (atomes d'oxygènes)* : car c'est principalement dans les contractions musculaires et pour les coctions qui se préparent dans les viscères, que les atomes nitro-

[1] Suivant *Scheel,* la liqueur amniotique contient de *l'oxygène libre.* *M. Lassaigne* n'a-t-il pas trouvé dans les eaux de l'amnios de la truie 12,7 d'oxygéne et 98,3 d'azote? *Sur l'existence d'un gaz respirable dans les eaux de l'amnios, archiv. gen. de méd., tome 2, page* 308. Mais M. Chevreuil a trouvé seulement de l'acide carbonique et de l'azote. *Note du traducteur.*

aériens sont mis en œuvre, comme je le démontrerai ailleurs ; aussi plus un être vivant exerce ses forces musculaires, plus sa respiration devient forte ; et de même que dans les affections soporeuses, pendant lesquelles les fonctions animales cessent pour ainsi dire, la respiration est à peine perceptible, de même le fœtus dans l'utérus et dans l'œuf n'offrant presque aucuns mouvements musculaires, si on excepte ceux du cœur, trouve suffisamment *d'atomes nitro-aériens* (atomes d'oxygène) dans le sang artériel de la mère, où il en puise une petite quantité, ou dans les liqueurs de l'œuf pour suffire à ses besoins.

78. D'après ce que je viens de dire, il ne sera pas difficile de comprendre, comment il se fait que le fœtus, sorti du sein de la matrice tout enveloppé de ses membranes encore intactes, peut vivre pendant quelques heures sans danger d'asphyxie [1] ; tandis que, si on le dépouille de ses membranes, et si on le prive d'air un instant, lorsqu'il a déjà respiré, il meurt aussitôt comme l'a écrit *le célèbre Harvey*. Il ne suffit pas de dire, pour expliquer le fait, que lorsque la respiration a été établie, le sang de l'enfant traverse les poumons à travers des canaux qu'il ne parcourait pas antérieurement, et que le mouvement continuel des poumons est indispensable pour qu'il puisse accomplir ce trajet. Cette réponse ne résout pas cette question, comme on peut le voir plus haut. Mais il vaut mieux dire, que le suc albugineux (*gélatine de Wharton*) que contient le placenta et les membranes qui enveloppent le fœtus, renferme une si grande quantité

[1] *Wrisberg, Osiander* ont vu des fœtus naître au milieu des membranes, restées intactes, et la circulation continuer pendant *neuf minutes, et même un quart d'heure.*

d'atomes nitro-aériens (*atomes d'oxygène*), qu'elle suffit pour entretenir pendant quelque temps la respiration et la vie de l'enfant. Ne peut-on pas, en effet, considérer le fœtus sorti du sein de l'utérus , et enveloppé dans ses membranes encore intactes, comme un poulet renfermé dans l'œuf, et respirant comme lui? Mais si le fœtus , après avoir été dépouillé de ses membranes, contracte à grands efforts ses muscles pectoraux et le diaphragme pour instituer la respiration , il dépense par ses efforts musculaires une trop grande somme d'atomes nitro-aériens ; la respiration lui devient alors indispensable pour compenser les pertes qu'il fait.

79. C'est le lieu de rechercher ici si le gaz que contient la cavité que l'on remarque dans le gros bout de tous les œufs , sert à la respiration du poulet. Cette cavité est placée entre deux membranes que l'on trouve dans l'intérieur de tous les œufs ; une de ces membranes est contiguë à la coquille de l'œuf et la tapisse dans toutes ses parties. L'autre membrane est en contact avec les liqueurs de l'œuf, et adhère à la première, presque dans toute sa surface, en exceptant cependant la grosse extrémité de l'œuf, au niveau de laquelle les deux membranes sont séparées, et donnent lieu, par cette séparation, à la cavité dont j'ai parlé[1]. *Le célèbre Harvey* et d'autres auteurs

De la cavité qui se trouve dans le gros bout de tous les œufs *vulgairement appelée chambre à louer*).

---

[1] Ces deux membranes, dont l'existence est facilement démontrée sur un œuf cuit; offrent bien plus d'analogie avec les deux feuillets de la *membrane caduque* (*feuillet utérin, feuillet fœtal*); que n'en offre *l'albumen*, qui , dans les oiseaux , entoure le jaune de l'œuf ; quant à la *coquille*, c'est une superfluité de l'organisation ; l'œuf peut exister sans elle, et être complet dans toutes ses parties, comme le prouvent les œufs *hardés* ou sans coquille et couverts seulement de la *membrane caduque utérine*, et de la *membrane caduque réfléchie*.

Note du traducteur.
L. Led.

9

crurent que cette cavité existait entre la membrane qui enveloppe les liqueurs de l'œuf, et la coquille non tapissée par la première membrane dont j'ai parlé. Mais j'ai constaté que le teste ou la coquille de l'œuf est de toute part recouverte intérieurement par une membrane, et que la cavité dont j'ai parlé existe dans l'intervalle que laissent entre elles ces deux membranes.

Quant à l'usage de l'air contenu dans cette cavité, je dirai à cette occasion que je ne suis point de l'avis du *savant Fabricius*, qui pense que cet air est placé là pour servir à la respiration du poulet ; car cette substance gazeuse est trop peu abondante pour suffire aux besoins de la respiration ; en outre, la cavité qui la contient est complétement séparée du fœtus par une membrane, de sorte que cet air ne peut parvenir au nouvel être pour entretenir chez lui la fonction respiratoire, comme le prouve l'expérience suivante : Rompez l'extrémité la plus aiguë d'un œuf, de manière à faire écouler tous les liquides qu'il contient, vous verrez alors dans le fond de la coquille, la cavité que j'ai décrite : elle est très-petite dans les œufs qui n'ont point encore été couvés. Mettez ensuite ce fragment de coquille sous le récipient de la machine pneumatique de *Boyle*, et faites le vide.—Vous

verrrez alors le peu d'air que contient la cavité se dilater, en vertu de la force élastique qu'il possède, et, dès que vous aurez commencé à le soustraire à la pression de l'air atmosphérique, il poussera fortement devant lui la membrane interne, et la cavité égalera et même pourra devenir plus grande que la moitié de la capacité de l'œuf. Il arrivera même quelquefois que cet air, en séparant la membrane interne de l'externe qui d'abord étaient adhérentes, la projettera hors de l'œuf, d'où on peut conclure que l'air contenu dans la cavité, appelée vulgairement *chambre à louer*, ne peut pas traverser la membrane qui la renferme et parvenir jusqu'au poulet; car, si cela avait lieu, la membrane ne serait point poussée dehors par l'air qu'elle contient, mais ce gaz là traverserait dès que cette membrane serait tendue.

Mais puisque cet air, contenu dans l'intérieur de l'œuf, ne peut parvenir jusqu'au poulet, pour servir à la respiration de ce petit être, nous devons rechercher quel est son usage. Il n'est point probable, en effet, que ce gaz, placé par la nature avec tant de soin dans tous les œufs, soit tout à fait inutile et superflu. Or, pour comprendre le rôle que cet air joue, remarquons d'abord que les liqueurs séminales de l'œuf, dissoutes par l'incubation, ne se raréfient point et ne se dilatent point, mais se condensent, au contraire, et occupent un espace moindre que celui qu'elles remplissaient antérieurement. Remarquons, en effet, que la cavité *nommée chambre à louer* s'accroît considérablement après quelques jours d'incubation; on peut s'en assurer en rompant la grosse extrémité d'un œuf qui a déjà été couvé. Cela n'aurait pas lieu si les liquides qui remplissaient l'œuf entièrement, avant l'incubation, ne s'étaient condensés dès que l'œuf a été couvé et n'occupaient un espace plus petit que celui qu'ils occupaient auparavant. Enfin, la partie liquide de l'œuf, lorsqu'elle a passé dans le corps du poulet, n'occupe plus que la moitié de l'espace qu'elle remplissait dès le début de l'incubation, puisque la cavité aérienne, par l'effet de l'incubation, comprend presque la moitié de l'œuf.

Comment cet air sert à la formation du fœtus.

80. Etudions maintenant rapidement par quelle cause les liquides de l'œuf sont condensés si remarquablement pendant l'incubation.

Comment les liquides de l'œuf se condensent.

La condensation d'un corps peut provenir de ce

qu'une substance élastique interposée entre les molécules de ce corps, perd de son élasticité ; c'est de cette manière que les liqueurs de l'œuf semblent se condenser. Il est vraisemblable, en effet, que l'air disséminé à travers les liquides de l'œuf perd son élasticité par suite de la fermentation qu'excite en elles l'incubation.

Mais puisque les liqueurs séminales de l'œuf se contractent ainsi par l'incubation et sont réduites à un moindre espace, il en résulterait qu'un vide devrait exister dans l'intérieur de l'œuf qui a été couvé ; mais la nature prévoyante a pourvu à cet inconvénient, elle a ménagé dans l'intérieur de la coque une petite portion d'air, qui, en vertu de la force élastique dont elle est douée, remplit l'espace laissé vide par les liqueurs condensées, et voilà pourquoi cette cavité prend tant d'accroissement par l'incubation.—Il ne faut pas croire, en effet, que l'augmentation de cette cavité tienne à l'introduction d'un air nouveau, mais elle est le résultat de la diminution de pression des gaz que contient l'œuf; si en effet on rompt le gros bout de l'œuf, on trouve la cavité un peu plus grande que dans les œufs frais ; mais si c'est le petit bout que l'on casse, dans ce dernier cas on voit les liqueurs de l'œuf s'épancher, et la membrane interne qui s'est avancée très-fort vers le centre de l'œuf, par suite de la contraction des liqueurs qu'il contient, et par la force élastique de l'air qu'elle renferme dans sa cavité, s'affaisser alors aussitôt par suite de la pression atmosphérique qui s'introduit dans l'œuf perforé, et qui applique de nouveau cette membrane contre la coquille, de sorte que la cavité dite *chambre à louer* ne paraît pas plus spacieuse que dans l'œuf frais ; à moins que l'air que la cavité contient, ne soit encore échauffé et dilaté par la chaleur d'incubation communiquée par la mère : preuve certaine que l'augmentation de cette cavité tient à l'élasticité de l'air intérieur qui le fait s'épandre et remplir l'espace vide qu'ont abandonné les liqueurs contractées.

Il ne faut pas croire cependant que la nature apporte tant de soin à combler le vide dans l'œuf parce qu'elle *a horreur du vide*, comme le vulgaire le pense ; mais c'est parce que le vide est moins propice à la génération du poulet. L'air que contient l'œuf comprime mollement par son élasticité les liqueurs avec lesquelles il est en contact médiat ; il force ces liquides à pénétrer dans les vaisseaux ombilicaux, il joue le rôle d'un ressort semblable à ces lames d'acier contournées en spirales (*ressorts à boudin*) qui font mouvoir les automates.

— Enfin, notons encore que les parties liquides de l'œuf, diminuant de volume pendant l'incubation, ne soutiennent plus la coque de l'œuf, qui s'écraserait sous le poids de la pression atmosphérique, si le gaz que l'œuf contient ne faisait équilibre à cette pression, à l'aide de son élasticité propre qu'augmente encore la chaleur de l'incubation.

THÉORIE DU SAUT.

81. Ici se termine la tâche que nous nous étions imposée. Le livre original *de Mayow* contient encore un traité sur le mouvement musculaire, dont toutes les parties ne paraissent point parfaites ; et un cinquième traité assez long sur le rachitisme. — La traduction de ces travaux auraient trop grossi notre livre.

C'est dans le traité sur le mouvement musculaire que se trouve *la fameuse théorie du saut*. Comme nous ne pouvons nous aider des planches, qui augmenteraient beaucoup le prix de ce petit livre, nous n'avons point

traduit ce morceau, qui serait difficilement compris sans
ce secours ; mais nous donnons le texte latin afin de con-
server ce beau monument à la postérité.

Quâ ratione saltus perficitur.

82. Adjiciamus hìc denique pro corollario non nulla de
motu illo, quo animalia se tota de solo attollunt prosi-
liuntque. Motus hic ex clarissimi *Willisii* opinione non
per musculorum contractiones, sed potiùs per vim
quamdam elasticam perficitur. Nempè vir doctissimus
in responsione ad D. *Higmorum,* inquit, *si nulla fit at-
tractio nisi ad partem immobilem, quomodo animal se
totum movere, et penitùs de solo sublevare possit:
quippe motus totius sequitur motum singularem par-
tium motricium, quamobrem si hæ, tantùm una versùs
aliam trahi, et non virtute quâdam elasticâ se totas
elevare queant, fateor me non intelligere quâ ratione,
et quibus præterea technis animal se totum humo attol-
lere, et hùc illùc prosilere valeat.* — At verò quid vir
doctissimus per vim organorum elasticam intelligit, con-
cipere planè nequeo : sed neque est cur ad eam confu-
giamus, cum motus animalium, se de solo efferentium,
per musculorum extendentium contractionem commodè
satis perficiatur; uti ex sequenti constabit. Esto enim in
figurâ 6, tabula 3 ; a. b. Baculus quem circà centrum
a. circumrotari supponamus; illius, inquam, in orbem
acti, partes quæcumque, putà c. b. quantùm in ipsis est,
à centris circulorum quos describunt recedere conan-
tur; et secundum lineas rectas, c. e., et b. e. moveri
tendunt: similis enim hìc ratio obtinet, ac in lapide in
fundâ rotato, qui perpetuò è fundâ egredi, motumque
secundum lineam rectam inire conatur, ut ab ingeniosissimo *Cartesio* jàm pridem annotatum est. Jàm verò

si baculum istum circumrotatum, dùm in situ horizon-
tali constitutus fuerit, à centro a. solutum esse supponamus , idem non jàm circulariter, sed rectà sursum versùs ascendet. Hisce præmissis esto in *figurâ* 7.
tab. 3. a. e os tibiæ; c. n. os cruris ; e. b. e. musculi
tibiam extendentes ; à quibus se contrahentibus, animale
priùs in situ ad prosiliendum composito, os cruris c. n.
circà protuberantiam ossis tibiæ ad e , haud secùs ac
baculus prædictus circà centrum circumrotabitur. Undè
fit, quod os cruris eo modò circum gyratum , sursùm
moveri conabitur ; et quidem si idem cum impetu satis
valido à musculis prædictis circùm actum fuerit, cona-
tus iste effectum obtinebit; atque os cruris tibiam se-
cum in altum rapiet, et similiter res habet musculis
extendentibus pedis cruris, dorsique ; à quibus validè
contractis, partes quibus inseruntur in orbem aguntur ,
et sursum versus feruntur. Proùt in *figurâ* 8, tab. 3ª ap-
paret, quæ musculos extendentes pedis , tibiæ, cruris,
dorsi unà cum ossibus quibus inseruntur, exhibet. Quòd
verò musculi brachium , cubitum , manumque inflec-
tentes in figurâ dictâ delineantur, hoc propuereà fit, quia
musculi isti ad corpus elevandum haud parum condu-
cunt; in quantùm scilicet, iidem violenter contracti ,
partes ipsis annexas, cum impetu sursùm versus attollunt; proùt quisque in se inter prosiliendum experiri
potest. Illud verò hìc advertendum est, quod ossæ præ-
dictæ unà cum partibus appensis per musculorum dicto-
rum contractionem non rectà sursum, sed partes crurales
sursùm , et antrorsum , partes autem dorsales è contrà
sursum et retrorsum ducantur; proùt in figurâ prædictâ
manifestum est; ità tamen ut in motu animalium rectà
se sursùm versùs efferentium , vis illa quâ partes aliæ
antrorsùm, eaque, quâ partes cæteræ retrorsùm tendunt,

in æquilibrio constitutæ mutuò se perfringant; motu interim altero, quo partes quæcumquæ sursum feruntur, imminuto; proùt verò animalia prosiliunt resiliuntve, ità vim, quâ partes, aliæ antrorsum, aut aliæ retrorsum tendunt prævalere oportet.

Quò autem res clariùs innotescat: musculi, inquam, extendentes prædicti per contractionem suam eâdem planè ratione animal in altum tollunt, qua res quævis à manu eminùs projicitur.

Vis impressa projectorum nihil aliud quam motus est.

Quòad vim enim rebus projectis impressam attinet, eam nihil aliud esse arbitrandum est, præter unicum motum; in quo cùm res semel constituta sit, in eodem usque perseverat, donec ab obviis corporibus, aùt à gravitate sibi insitâ retardetur. Sicut enim (ut ab ingeniosissimo *Cartesio* animadversum est), si res quiescat, non credimus illam unquam incepturam moveri, nisi ab aliquâ causâ ad id impellatur; ità nulla est ratio, si res moveatur, cur putemus ipsam unquàm spontè suâ, et à nullo aliò impeditam, motum suum intermissuram esse. Cùm enim res inanimatæ de se ipsis disponere planè nequeant, sed aliorum dispositioni prorsùs subjiciantur, necesse est, ut istæ in statu eo, in quo constitutæ fuerint, usque maneant, dùm ab aliquâ causâ externâ earum status variatur. Quòad impetum illum quo lapis è fundâ, aut globulus è sclopeto egressus, projiciuntur, eum nihil aliud esse putandum est, quàm motum velocissimum, in quo res ità projectæ, constitutæ sunt cùm è fundâ aut sclopeto egrediuntur. Ut autem prædictorum instantiam proferemus, supponamus pendulum è puncto quovis circuli

Illud exemplo illustratur.

demissum, dùm idem ad infimum circuli punctum descendit, ibidem non quiescit, sed ad metam circuli ex adversâ regione altitudinis penè ejusdem ascendet. At verò quid est, quod penduli istius ascensum efficit? Gravitatem enim quod attinet, ea non ex propriâ indole ascensum, sed è contrà descensum rerum molitur. Et tamen in hoc casu gravitas penduli in causâ est, cur idem in altum fertur; in quantùm scilicet pendulum ad infimum circuli punctum delatum, propter gravitatis suæ continuum impulsum motum adèo acceleratum acquisivit ut se sursum ferre valeat. Quantò enim ex altiore puncto pendulum delabitur, tantò altiùs ex adversâ parte ascendet; id quod proptereà tantùm fit, quoniàm pendulum ex altiore loco delapsum, in infimo circuli puncto motum velociorem, proindèque etiàm vim impressam majorem obtinuit.

Neque aliter res habet, dùm globulus è sclopeto longiori exploditur; ità enim idem motum valdè acceleratum, et consequenter vim impressam quam maximam acquirit. Nempè motus acceleratus, sive vis impressa lapidis ex alto descendentis, globulique è sclopeto longiori explosi, eâdem planè ratione in tantùm augentur; quoniàm videlicet dùm lapis descendit, aut globulus sclopetum pertransit impetus gravitatis, aut vis impellentis singulis momentis renovatur.

Ut autem prædicta ad præsens negotium accomodemus, dùm animal inflectitur, quò idem in situ ad saltum idoneo constituatur (quippè advertimus, quòd ad saltum instituendum omninò necessarium sit, ut animal se priùs inflectat), et dein musculi membrorum extendentes universim se cum impetu satis valido constringunt, fieri contingit, ut animalis partes quæcumque sursùm versùs ferantur; proùt ex suprà dictis constat: in quantùm autem partes animalis quæcumque, eoque etiàm ipsum animal à musculis prædictis in motum versùs superiora constituuntur, musculi isti eâdem ratione animal in altum attollunt, ac projecta aliquorsùm moventur; si qui-

dem vis impressa projectorum nihil aliud est, quam motus versùs locum certum determinatus, in quem res à
causâ aliquâ impellente concitatur. Atque hæc de motu
musculiari[1].

Note
du traducteur.

[1] Voyez sur le même sujet : *Observations philosophiques et cri-
tiques sur les lois de dépendance et les principes des phénomènes ;
suivies de diverses considérations sur la force motrice musculaire
et de la théorie du saut*, par P. Mazon, D. M. Thèse inaugurale.
Montpellier, 1818 (*Gabon libraire*) ; et *Barthez* (nouvelle mécanique
des mouvements de l'homme, etc., page 75. Carcassonne, *pùr. polere*,
an **VI** (1798).

FIN

TABLE

DES MATIÈRES

—

FIN DE LA TABLE.

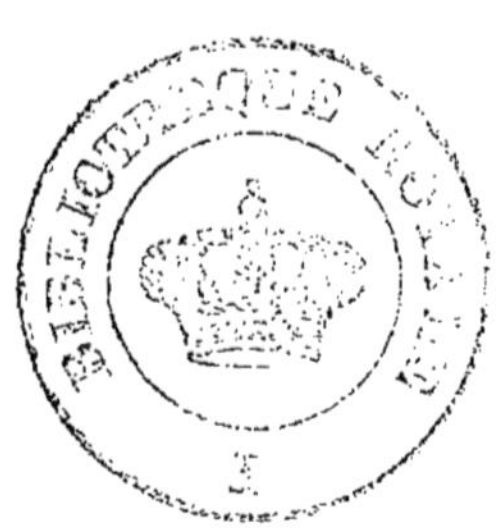

ERRATA

Page 1 , épître dédicatoire , ligne 6 , *lisez :* homme , à.
Chapitre premier et suivants : page 5 , première note marginale , *lisez :* d'un sel.
Page 25 , note marginale , *lisez :* les feux.
Page 31 , ligne 10 , *au lieu* de sa nature , *lisez :* de son siége.
Page 50 , ligne 19 , *lisez :* depuis ce jour.
Page 38 , ligne 19 , *lisez :* suspendrez.
Page 70 , ligne 6 , *lisez :* adaptez , *au lieu* d'adopter.
Page 71 , ligne 6 , *lisez :* ce peu , *au lieu* de le peu.
Page 73 . ligne 18 , *lisez :* A. Spout.
Page 74 , ligne 18 , *lisez :* par sa nature.
Page 77 , ligne 4 , *lisez :* il faut donc.
Page 77 , première note marginale , *lisez :* pourrait.
Page 77 , ligne 30 , *lisez :* les alcalis , les acides el les corps.
Page 78 , ligne 15 , *lisez :* salinis.
Page 79 , ligne 17 , *lisez :* développent.
Page 88 , ligne 27 , *lisez :* tout autre alcali mêlé avec l'acide du sel.
Page 108 , ligne 2 , *lisez :* sur la côte.
Page 108 , ligne 51 , *lisez :* ce muscle.
Page 111 , ligne 27 , *lisez :* porté à ce muscle par.
Page 114 , ligne 17 , *lisez :* plantæ.
Page 118 , ligne 31 , *lisez :* de ces dernières.
Page 119 , ligne 6 , *lisez :* ont été formées , *au lieu* de ont été fermées.
Page 121 , ligne 19 , *lisez :* seulement , *au lieu* de non-seulement.
Page 123 , ligne 31 , *lisez :* s'exécute dans ces parties.
Page 125 , ligne 7 , *lisez :* pulmonum uterinum nuncupandum.
Page 126 , ligne 26 , *lisez :* haud multò secùs ac infantulum.